FACULTÉ DE DROIT DE TOULOUSE.

DE

L'ADITION D'HÉRÉDITÉ

EN DROIT ROMAIN

DE LA SAISINE HÉRÉDITAIRE

EN DROIT FRANÇAIS ANCIEN ET MODERNE

THÈSE POUR LE DOCTORAT

Soutenue devant la Faculté de droit de Toulouse

Le   mars 1867

PAR M. ALBERT VIGIÉ, AVOCAT.

TOULOUSE
TYPOGRAPHIE DE BONNAL ET GIBRAC,
RUE SAINT-ROME, 44.

1867.

FACULTÉ DE DROIT DE TOULOUSE.

DE

L'ADITION D'HÉRÉDITÉ

EN DROIT ROMAIN

DE LA SAISINE HÉRÉDITAIRE

EN DROIT FRANÇAIS ANCIEN ET MODERNE

THÈSE POUR LE DOCTORAT

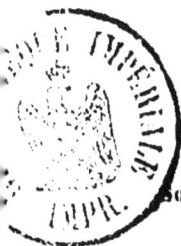

Soutenue devant la Faculté de droit de Toulouse

Le   mars 1867

PAR M. ALBERT VIGIÉ, AVOCAT.

TOULOUSE
TYPOGRAPHIE DE BONNAL ET GIBRAC,
RUE SAINT-ROME, 44.

1867.

FACULTÉ DE DROIT DE TOULOUSE.

MM. Chauveau Adolphe ✳, doyen, *professeur de Droit Administratif.*

Delpech ✳, doyen honoraire, *professeur de Code Napoléon,* en congé.

Rodière ✳, *professeur de Procédure Civile.*

Dufour ✳, *professeur de Droit Commercial.*

Molinier ✳, *professeur de Droit Criminel.*

Bressolles, *professeur de Code Napoléon.*

Massol ✳, *professeur de Droit Romain.*

Ginoulhiac, *professeur de Droit Français,* étudié dans ses origines féodales et coutumières.

Huc, *professeur de Code Napoléon.*

Humbert, *professeur de Droit Romain.*

Rozy, agrégé, *chargé du cours d'Economie politique.*

Poubelle, agrégé, *chargé d'un cours de Code Napoléon.*

Bonfils, agrégé.

M. Darrenougué, Officier de l'Instruction publique, Secrétaire Agent-comptable.

Président de la thèse : M. Ginoulhiac.

- M. Massol.
- M. Rodière.
- M. Molinier.

} *Suffragants*

- M. Poubelle, *agrégé.*

A LA MÉMOIRE DE MA MÈRE.

—

A MON PÈRE.

—

A MES SŒURS.

C.

DROIT ROMAIN.

——

DE L'ADITION D'HÉRÉDITÉ.

NATURE DE L'ADITION D'HÉRÉDITÉ.

Succéder à une personne, c'est dans le sens large du mot venir prendre la place qu'elle occupait dans la Société, exercer les droits qu'elle-même aurait pu exercer, remplir les obligations qu'elle avait contractées.

La succession ainsi envisagée se présente à nous sous deux aspects différents :

A. Ou bien le successeur confondra complétement sa personnalité avec celle du défunt, ne fera plus qu'une seule et même personne avec lui : et alors les deux patrimoines, du défunt et de l'héritier, jusqu'à ce moment séparés, se confondront, ne formeront qu'un seul patrimoine, reposant sur la tête de l'héritier.

La succession constituera dans ce cas une *universitas juris* : l'héritier pourra exercer tous les droits appartenant au défunt, mais les dettes de ce dernier, les obligations, par lui contractées, deviendront les dettes et les obligations personnelles de l'héritier, et il en devra le paiement même *ultrà vires successionis*.

Pour exister, cette succession exige la réunion de plusieurs conditions : la mort du *de cujus* constatée d'une manière certaine ;

— chez le *de cujus* la capacité de posséder, de devenir propriétaire, d'avoir un patrimoine ; — chez l'héritier la capacité générale de succéder. Ce dernier doit avoir encore été appelé à la succession, suivant un mode reconnu par le droit civil romain.

A Rome, on distinguait deux espèces de successions : la succession testamentaire et la succession *ab intestat*.

Tout citoyen romain, pourvu qu'il eût la *factio testamenti*, désignait valablement son héritier, celui qui devait remplir sa place laissée vacante, exercer ses droits, continuer le culte des *sacra*.

Les citoyens romains attachaient une très-grande importance à ne pas mourir *intestat*, aussi la succession testamentaire prime-t-elle la succession *ab intestat*.

Quand le défunt n'avait pas fait de testament, n'avait pas désigné son héritier, celui qui devait continuer sa personne ; ou bien quand l'héritier institué ne pouvait pas ou ne voulait pas accepter la succession, la loi désignait elle-même le successeur du défunt. Dans le principe, la loi ne se guidait que d'après les liens de la parenté civile, de l'agnation ; mais peu à peu ces principes rigoureux firent place à une législation plus adoucie, et la loi, sous les empereurs, ne base sa désignation que sur l'affection présumée du défunt, sur les liens de la parenté naturelle.

Au nom du défunt, la loi fait le testament, que ce dernier eût probablement fait, si la mort lui en avait donné le temps.

Ces deux espèces de succession ne se confondent jamais, et s'excluent mutuellement : *Nemo partim testatus, partim intestatus decedere potest*, avait dit le droit des quirites, et ce principe resta toujours en vigueur.

Par suite de ce principe, on ne devait s'occuper de la succession *ab intestat* que quand il devenait certain qu'il n'y aurait pas d'héritier testamentaire : *Quum quæritur an quis herés existere possit, eo tempore quærendum est quo certum est aliquem sine testamento decessisse* (Inst. Just. III, t. 1. § 7) ; et le testateur ne pouvait pas désigner un héritier pour un certain temps : *Ex certo tempore aut ad certum tempus, heres institui non potest.* (Inst. de Just. II, t. 14. § 9).

Toujours pour conserver ce principe intact, l'héritier institué devait être appelé à la totalité de la succession. La vocation à une *res certa* sera considérée comme nulle, et l'héritier prendra toute la succession : *Heres succedit in universum jus quod defunctus habuit.* (Fr. 1. § 4. Dig. *de heredibus instituendis* 28-5 ; Fr. 41. § 8. Dig. *de vulgari et pupillari subs.*) (1).

B. Ou bien le successeur n'aura droit qu'à un ou plusieurs objets déterminés, envisagés isolément ; il ne continuera pas dans ce cas la personne du défunt, il ne succédera qu'aux biens, et par suite ne sera tenu du paiement des dettes de son auteur que *propter rem*, et dans la mesure de ce qu'il a reçu.

Cette succession aux biens existe dans plusieurs cas distincts : dans le cas de *Donatio mortis causa* ; de legs et de fidéicommis.

Ces deux espèces de succession peuvent parfaitement se trouver réunies, mais jamais on ne rencontrera seule la succession aux biens ; toute succession doit en effet comprendre, ou moins éventuellement, la vocation à la totalité des choses héréditaires, à l'*universum jus quod defunctus habuit.*

La délation d'une succession ouvre au profit de la personne appelée la possibilité d'acquérir la succession, constitue pour cette personne une offre que celle-ci est en général libre d'accepter ou de refuser.

L'acquisition de la succession ne résulte en général que de la volonté de l'appelé, manifestée d'une manière tacite ou formelle. Quant à la mise en possession de l'hérédité, des choses qui la composent, l'appelé doit se conformer aux règles générales sur l'acquisition de la possession. (Fr. 23, Javolenus. Dig. 41-2). *Cum heredes instituti sumus, adita hereditate, omnia quidem jura ad nos transeunt : Possessio tamen, nisi naturaliter comprehensa, ad nos non pertinet.*

La position de l'héritier, à Rome, n'était pas toujours la même : elle variait suivant qu'il s'agissait d'un héritier nécessaire, sien et nécessaire, ou externe.

A. L'héritier nécessaire *est servus heres institutus.* (§ 1. Inst. II, 19, *de hered. quali. et diff.*); on l'appelait nécessaire parce qu'il était héritier malgré lui : il ne lui appartenait pas de rester étranger à la succession à laquelle il était appelé, *sive velit, sive nolit, omnimodò post mortem testatoris... heres est.* Gaius. C. 2, § 153.

---

(1) La règle : *nemo partim testatus, partim intestatus decedere potest*, ne s'applique pas aux militaires : ils peuvent instituer des héritiers pour un certain temps, pour une certaine partie de leur patrimoine, l'autre partie restant aux héritiers *ab intestat.*

Les Romains attachaient une grande importance à ne pas mourir *intestat :* leurs biens, s'ils ne laissaient pas d'héritiers, saisis par leurs créanciers, étaient vendus à leur profit, et la *Venditio bonorum* entraînait avec elle l'infamie : aussi, pour éviter ce résultat, les Romains insolvables instituaient pour héritier un de leurs esclaves, ou à leurs héritiers substituaient un de leurs esclaves.

Avant Justinien, l'institution de l'esclave comme héritier devait, pour être valable, contenir le don formel de la liberté ; à partir de ce prince, l'institution d'héritier emporte par elle-même le don de la liberté. (*Præmium*, Inst. de Just., liv. II, tit. XIV, *De heredibus instituendis*).

Pour adoucir la position si désavantageuse de cette classe d'héritiers, on créa le bénéfice de séparation : par là, l'héritier nécessaire conservait les biens par lui acquis depuis son affranchissement, autrement que *ex hereditariâ causâ* (Gaius, c. 2, § 155).

B. L'héritier sien et nécessaire est celui qui est immédiatement soumis à la puissance paternelle du *de cujus* au moment de sa mort (Voir Inst., III, 1, § 0).

On appelait ces héritiers, héritiers siens : « *quia domestici here-* » *des sunt, et vivo quoque patre quodammodo domini existiman-* » *tur.* » (Gai., c. 2, § 157. Digeste, 28, 2, *De lib. et post.* Paulus, fr. II). On les appelait héritiers nécessaires, parce qu'ils étaient héritiers malgré eux, *sive velint, sive nolint,* (§ 2, Inst., II, 19, *eod. tit.*).

Pour améliorer la position trop dure de ces héritiers, on leur accorda le *jus abstentionis :* c'est un bénéfice par lequel l'héritier sien et nécessaire limite le gage des créanciers du défunt, aux biens par lui laissés.

Nous pouvons signaler trois différences importantes entre ces deux premières classes d'héritier :

1° Dans la succession *ab intestat,* il n'y a pas d'héritier nécessaire ; les héritiers siens et nécessaires, au contraire, *tam ab intestato, quam ex testamento heredes fiunt* (Gai., c. 2, § 157).

2° Les héritiers siens et nécessaires peuvent être institués sous une condition potestative, et jamais les héritiers nécessaires.

Les héritiers siens et nécessaires ainsi institués ne sont, à proprement parler, que des héritiers externes (Fr. 80, Mæcianus, *De heredibus instituendis*, Dig. 28, 5).

3° Les héritiers nécessaires jouissent du bénéfice de séparation, et les héritiers siens et nécessaires du bénéfice d'abstention.

Ces deux bénéfices ont ce caractère commun, de limiter le gage des créanciers du défunt aux biens par lui laissés, mais présentent plusieurs différences remarquables :

Le bénéfice de séparation doit être demandé formellement au préteur, l'héritier sien et nécessaire n'a qu'à ne pas s'immiscer dans les biens de la succession, pour jouir du bénéfice d'abstention (Fr. 12, fr. 71, § 9 (29, 2).

Le bénéfice de séparation n'empêche pas de vendre les biens du défunt sur la tête de l'héritier nécessaire ; lui seul est donc noté d'infamie, et non pas le défunt ; les biens sont vendus, au contraire, sur la tête du défunt, quand les héritiers siens et nécessaires invoquent le bénéfice d'abstention (G. 2, § 158).

Le bénéfice d'abstention ne compète qu'aux héritiers siens et nécessaires (Fr. 57, § 2 ; 29, 2).

Le bénéfice de séparation à l'héritier nécessaire seulement.

L'héritier sien et nécessaire perd le bénéfice d'abstention, s'il a été institué sous une condition potestative (fr. 86, § 1 ; 28, 5).

L'héritier nécessaire ne perd pas le bénéfice de séparation, dans le cas où il est institué sous condition potestative : il n'en reste pas moins héritier nécessaire.

C. L'héritier est appelé externe, quand, au moment de la mort, il n'était pas sous la puissance du *de cujus.* Ainsi : toute personne *sui juris,* l'esclave d'autrui, sont des héritiers externes. Gaius, c. 2, § 161 : « *Ceteri qui testatoris juri subjecti non sunt, extra-* » *nei heredes appellantur.....* » (Inst. de Just., § 3, II, 19, cod. tit.).

La grande différence entre les héritiers nécessaires, siens et nécessaires, d'un côté, et les héritiers externes de l'autre, consiste dans la liberté laissée à ces derniers d'accepter ou de répudier la succession. Pour eux, l'institution testamentaire ou la vocation de la loi constitue une offre, qu'il leur est libre de rejeter, de laisser de côté, ou de confirmer, par l'expression de leur volonté.

Aussi, tandis que pour les deux premières classes d'héritiers, l'acquisition du droit se confond avec l'ouverture du droit, pour les héritiers externes, au contraire, nous distinguons parfaitement l'ouverture du droit héréditaire, au moment de la mort, si l'institution est pure et simple, au moment de l'arrivée de la condition, si conditionnelle, de l'acquisition du droit au moment même où l'héritier externe manifeste son intention d'accepter l'hérédité.

Pour les deux classes d'héritiers, la mise en possession des objets composant l'hérédité reste sous l'empire des règles générales concernant l'acquisition de la possession (Fr. 23, Javolenus, Dig. 41, 2).

Appelé à l'hérédité par la loi ou le testament du défunt, l'héritier externe ne devenait héritier qu'en exprimant la volonté où il était d'accepter la succession.

L'héritier externe, d'après Gaius : « *potest aut cernendo, aut » pro herede gerendo, vel etiam nudā voluntate suscipiendæ here- » ditatis heres fieri* » (C. 2, § 167).

D'après Justinien, « *pro herede gerendo, aut etiam nudā volun- » tate suscipiendæ hereditatis..... Quoquo modo, si voluntatem » suam declaret, vel re vel verbis de adeundā hereditate.* »

De ces deux textes, ressort la définition de l'adition d'hérédité, acceptée par nous, « l'acte par lequel l'héritier externe mani- » feste sa volonté d'acquérir l'hérédité. »

A l'immixtion des héritiers siens et nécessaires ressemble l'adition d'hérédité; on peut dire d'une manière générale que tout acte, qui fait perdre aux héritiers siens et nécessaires le bénéfice d'abstention, emporte adition pour l'héritier externe.

L'adition d'hérédité est, en général, volontaire, et l'héritier externe est libre de répudier ou d'accepter la succession qui lui est offerte.

Cependant, dans un cas spécial, indiqué par Gaius (c. 2, § 258), l'héritier externe doit faire adition, sur l'ordre du préteur. Voici l'espèce prévue : *Primus* institué héritier, a été chargé de rendre à *Secundus* la totalité de l'hérédité. Si *Primus* fait adition et exécute le fidéicommis dont il est chargé, il n'en reste pas moins héritier, et c'est contre lui que l'on donnera les actions hérédi- taires; refuse-t-il de faire adition, sur la demande de celui à qui la restitution doit être faite, le préteur forcera *Primus* à faire adition. Mais remarquez le caractère spécial de cette adition : elle n'engagera en rien *Primus*, les créanciers n'auront rien à lui demander : à *Secundus* seul ils devront s'adresser : « *Quo casu » nullis stipulationibus opus est, quia simul et huic qui restituit, » securitas datur, et actiones hereditariæ ei et in eum transferun- » tur qui receperit hereditatem.* » (Inst. de Just. § 6, 7; II, 23, *De fideic. hered.*).

Cette espèce, avant Justinien, se produisait en vertu du sénatus-consulte Pégasien, et, sous Justinien, en vertu du sénatus-consulte Trébellien.

En dehors de ce cas spécial, l'on peut dire, d'une manière certaine, que l'adition d'hérédité est toujours volontaire.

Pour l'étude de cette matière, nous suivrons la division suivante : 1° conditions de validité de l'adition ; 2° effets de l'adition régulièrement faite.

PREMIÈRE PARTIE.

CONDITIONS DE VALIDITÉ DE L'ADITION.

1. Pour apporter plus de clarté à l'étude des conditions nécessaires à la validité de l'adition, nous les étudierons sous les trois sections suivantes :

1° A quelle époque l'adition doit être faite ;

2° Personnes qui peuvent faire l'adition ;

3° Formes de l'adition ; délais pendant lesquels elle doit être faite.

SECTION PREMIÈRE.

A QUELLE ÉPOQUE L'ADITION DOIT ÊTRE FAITE.

2. L'adition ne peut être faite qu'après l'ouverture de la succession : la délation de la succession constitue une offre pour l'héritier externe, comment pourrait-il accepter ce qui ne lui serait pas encore offert.

Dans l'ancien Droit, l'ouverture de la succession était le moment même du décès, quand l'institution était pure et simple; l'arrivée de la condition, quand l'institution était conditionnelle.

Les lois Papia Poppæa la retardèrent jusqu'à l'ouverture solennelle du testament; ces lois avaient voulu, par cette disposition, favoriser le fisc; elles augmentaient les chances de caducité.

Justinien réforma ce point de la législation, et, à partir de ce prince, de même que dans l'ancien droit romain, quand l'institution d'héritier est pure et simple, l'ouverture de la succession se place au moment du décès; et à l'arrivée de la condition, si elle est conditionnelle (G. 1, § 1, Code Justinien, ch. VI, tit. LI).

3. Dans un cas spécial, l'adition d'hérédité était encore retardée, bien que le droit fût ouvert dès la mort du testateur. Quand le *de cujus* avait péri de mort violente, des édits défendaient d'ouvrir le testament, avant d'avoir mis à la torture les esclaves du *de cujus* (Fr. 3, § 18, Ulpianus (29 5) et § 29). Dans le cas d'hérédité *ab intestat*, on ne pouvait faire adition, ou demander la possession de biens, avant que la question n'eût été appliquée aux esclaves. Par ces dispositions, on voulait empêcher l'héritier d'être connu, de peur qu'il ne fît disparaître les preuves de la culpabilité des esclaves, « *ne heres propter compendium suum familiæ facinus* » *occultaret.* » § 29, fr. 3, *eod. tit.*

Dans le cas d'infraction à ces dispositions, les biens étaient confisqués et vendus au profit du fisc.

Le sénatusconsulte Claudien fut rendu sous le règne de Néron et l'année 765 de la fondation de Rome.

SECTION II.

PAR QUELLES PERSONNES L'ADITION PEUT ÊTRE FAITE.

4. La formule suivante résume, à ce point de vue, les conditions nécessaires à la validité de l'adition : l'adition doit être faite, en parfaite connaissance de cause, par l'héritier externe, capable de s'obliger.

Reprenons, l'un après l'autre, les membres de notre proposition : 1º l'adition doit être faite en parfaite connaissance de cause.

5. Il ne suffit pas que la succession soit ouverte, l'héritier qui fait adition doit en connaître l'ouverture ; savoir à quel titre il vient à la succession, si c'est en vertu d'un testament, ou bien si la loi seule l'y appelle.

Appelé par la loi, l'héritier doit savoir s'il arrive comme agnat, ou comme patron ; institué par testament, s'il vient à la succession *jure institutionis aut jure substitutionis*. Il doit savoir, en outre, si l'institution est conditionnelle ou pure et simple, et connaître parfaitement la nature de la condition apposée à son institution.

L'héritier appelé à une succession ne ferait pas une adition valable, s'il se trompait ou avait quelques doutes sur l'un de ces points.

6. L'obligation pour l'héritier de savoir à quel titre il arrive à la succession, ressort clairement du fr. 93, *De acquirendâ vel omitt. heredit.*, 29, 2, Digesto : « *Pater quotiens filio mandat* » *adire certus esse debet, an pro parte, an ex asse, et an ex ins-* » *titutione, an ex substitutione, et an testamento, an ab intestato* » *filius suus heres existat.* »

Si l'héritier se trompe sur la condition du défunt, sur sa voca· tion à l'hérédité : « *Placet non obligari cum hereditati..... nam* » *ut quis..... obstringat se hereditati, scire debet, quod ex causâ* » *hereditas ad eum pertineat.* » Fr. 22, Paul. Digesto 29-2, *De acquir. vel omitt. her.*

7. Tel est le principe général : il ressort clairement de nombreuses dispositions des jurisconsultes romains, et nous allons parcourir diverses hypothèses prévues par eux, dans lesquelles l'héritier n'est pas lié par son adition, à cause de l'erreur par lui commise.

8. L'héritier se trompe relativement au testament du *de cujus*.

L'héritier a cru vrai un testament faux, et a fait adition : par cet acte, l'héritier ne sera pas le moins du monde lié, les créanciers héréditaires ne pourront pas le poursuivre ; malgré son adition, l'institué « *falsum testamentum dicere non prohibetur.* » (Fr. 5, Ulpianus : *De lege Cornelia de falsis*, 48-10, Digesto).

Et, de même, l'héritier fera une adition nulle, si, appelé par un testament valable, il croit le testament faux ou non efficace, fr. 17, 29-2, Ulpien : *De acquir. vel omitt. hered.* : « *Nec is qui non valere* » *testamentum, aut falsum esse putat, repudiare potest.* »

9. Par application des mêmes principes, quand l'héritier a cru vrai, a été certain de l'authenticité du testament que l'on dit être faux, l'adition par lui faite sera valable et produira tous ses effets.

Nous trouvons des applications nombreuses de notre règle, et nous pouvons principalement citer les fr. 17, 50; § 8, 54, 81, *De acquir. vel omitt. hered.* 29-2.

10. A l'héritier qui se trompe sur le testament du *de cujus*, on peut assimiler celui qui doute de la véracité, de l'efficacité du testament.

Dans ce cas, l'adition faite ne produira pas d'effet. Le fr. 46, d'Africain, 29-2, *De acquir. vel omitt. hered.*, confirme complètement notre théorie.

Dans ce texte, le jurisconsulte Africain prévoit le cas où le testament du *de cujus* est argué de faux : si le faux est reproché à l'héritier, l'adition par lui faite sera valable : « *quoniam certus* » *esse debeat, se falsum non fecisse;* » si, au contraire, le faux est reproché à un tiers, l'adition faite par l'héritier institué ne sera pas valable, « *quasi dubitet verum esse testamentum.* »

L'adition faite par l'héritier, accusé de faux, *est recté facta;* donc il est soumis à toutes les obligations que l'adition entraîne après elle, et on ne l'admettra pas à protester contre cet acte (Fr. 3, 4, C. *De repud. vel ac. hered.*, 6-31). Un tiers, au contraire, est-il poursuivi, comme l'auteur du faux, l'héritier ne se trouve pas lié par son adition, il sera admis à protester et à répudier la succession à tort acceptée par lui.

11. Les règles que nous venons d'exposer ne sont pas particulières à l'adition : elles s'appliquent encore à la répudiation et à la possession de biens.

12. L'héritier appelé par testament doit savoir, si l'institution est pure et simple ou conditionnelle.

Si l'héritier ne le sait pas, l'adition par lui faite n'est pas valable : il ne peut savoir en effet si l'hérédité lui est déférée ; et l'adition ne serait pas valable, lors même que l'institution eût été pure et simple, ou que, conditionnelle, la condition fût accomplie. — Et en effet, s'il s'est cru héritier pur et simple, quand il l'était sous condition, l'adition est nulle : l'héritier ne pouvait pas savoir si l'hérédité lui était déférée. — Si l'adition n'est intervenue qu'après l'arrivée de la condition, qu'il ne croyait pas apposée à son institution, on ne peut pas dire que l'héritier ait attendu l'arrivée de la condition, son accomplissement, pour obéir

à la volonté du testateur : et par ces motifs son adition est nulle.
(Fr. 52, § 1, Ulpien, 29-2. Digesto).

Ces principes ne furent pas suivis avec rigueur, et nous aurons
bientôt à signaler des exceptions.

V. infrà, n° 19.

13. L'héritier institué conditionnellement, et le sachant, doit
être parfaitement fixé sur la condition apposée à l'institution : ou
pour nous servir du langage de Cujas : *Scientia exigitur condi-
tionis, qualis qualis sit conditio.*

14. L'héritier institué sous condition fait une adition valable,
quand il connaît la condition et son accomplissement. Son adition est nulle bien que faite après l'arrivée de la condition, lorsqu'il n'en connaissait pas l'accomplissement : peut-on dire en effet
qu'il ait retardé son adition, pour obéir à la volonté du défunt ?
Le hasard seul l'a dirigé : son adition est nulle..... *Ut paruisse
quis conditioni videatur, etiam scire debet hanc conditionem in-
fertam. Nam si fato fecerit, non videtur obtemperasse voluntati.*
(Fr. 2. Ulpien, *De condit. et demons.* 35-1. Dig).

Cette règle ne doit pas être entendue trop strictement, et nous
ne la suivrions pas dans l'espèce suivante : l'héritier a été institué
purement et simplement, il croit l'avoir été sous condition. Il a
attendu, pour faire son adition, l'arrivée de cette prétendue condition. Serait-il juste de le priver pour cette erreur, du bénéfice
de l'hérédité : nous ne le pensons pas : cette erreur ne doit en
rien lui préjudicier et ne doit lui occasionner aucun dommage.

Notre solution serait encore la même, si l'héritier, dans le cas
de l'hypothèse précédente, ne croyait pas encore accomplie la condition, bien qu'elle le fût déjà : ce doute de l'héritier n'a pu en
rien lui préjudicier. (Fr. 34, § 1. Ulpien 29-2), cod. tit.

15. L'héritier institué sous condition, se trompe sur la condition apposée à son institution : il croit que c'est telle condition et
c'est telle autre ; nous pensons que l'adition faite par l'héritier
dans ces circonstances, doit être annulée : l'héritier ne savait pas,
en effet, sous quelle condition l'hérédité lui était donnée. En
faveur de cette solution nous pouvons invoquer une décision de
Marcellus, qui forme la loi 75. Dig. (29-2). Titius était institué
ex semisse, il a demandé la possession de biens *quadrantis* seulement : et le jurisconsulte décide que dans ce cas *magis nihil actum
esse ;* et en effet, il ne pouvait pas faire adition pour un quart seulement : l'hérédité est indivisible. Il ne pouvait pas acquérir la

moitié de l'hérédité, son adition n'avait été faite que pour le quart. — Constatons cependant l'hésitation du jurisconsulte Marcellus à adopter cette solution, objet de contróverse entre les jurisconsultes romains.

16. Si l'héritier a complétement ignoré la condition apposée à son institution, et si son adition n'est intervenue qu'après l'arrivée de la condition, nous devons nous demander l'effet de cette adition. L'héritier n'acquiert pas ainsi l'hérédité, car pour faire adition il doit connaître la condition apposée.

17. Les jurisconsultes romains ne s'en tinrent pas à la rigueur de ces principes : ils admirent que l'héritier peut impunément se tromper sur la quantité exprimée par la condition ; ainsi, l'héritier a reçu l'ordre de donner cinq, il donne dix : l'adition faite dans ces circonstances ne l'en rendra pas moins héritier. Réciproquement, si l'héritier n'a donné que cinq, ayant reçu l'ordre de donner dix, la condition ne sera pas remplie, mais en donnant encore cinq, il pourra acquérir l'hérédité. (Fr. 74, et § 1, 20-2. *cod. tit.*)

18. Les Sabiniens allèrent encore plus loin : ils admirent la validité de l'adition, quand l'héritier ignorait la condition apposée à son institution.

Contrairement à l'opinion émise par Marcellus (Fr. 75), ils validèrent l'adition d'hérédité, même lorsque l'héritier ignorait la part pour laquelle il était appelé.

Ces solutions se trouvent confirmées par les deux téxtes suivants :

Fr. 8. Paul : *Si pars hereditatis petatur,* 5-4.

Ce texte admet donc formellement la validité de l'adition, lors même que l'héritier n'a pas connu la part à lui accordée. Et cela à condition que l'héritier, à tous les autres points de vue, puisse faire une adition valable.

Cette solution est encore confirmée par le commencement du texte suivant :

Fr. 21, § 3. Ulpianus. *De acquir. vel omit. hered.* 29-2.

Ce texte doit être lu avec la rectification indiquée par Cujas. Le *non* qui se trouve dans la première partie de la phrase devant le verbe *ignorat,* doit se trouver dans la seconde partie devant le verbe *adire.*

19. Pour la portion accordée à l'héritier, comme pour la con-

dition opposée à l'institution, il faut séparer l'héritier qui se trompe et l'héritier qui ne sait pas, qui ignore.

Quand l'héritier a ignoré la condition opposée à l'institution, et a fait adition après l'arrivée de la condition, par une interprétation favorable on valide son adition, et il acquiert l'hérédité. (Dig. Fr. 21, § 5, 29-2).

Quand l'héritier se trompe sur la condition imposée, sur son accomplissement, l'adition par lui faite est nulle.

De même, l'héritier ne sait pas pour quelle part il sera institué, et il fait adition : il veut faire adition *cujuscumque partis*, de la part telle quelle qui lui reviendra : son adition est valable. (Fr. 8, Dig. 3-4, et Fr. 21, § 3, *in principio* 29-2). — Au contraire, quand l'héritier se trompe sur la part à lui donnée, qu'institué pour moitié, il ne fait adition que pour le quart, *nihil agit*. Fr. 75. Dig. Marcellus, 29-2. En effet, dans cette hypothèse, on peut dire : l'héritier n'aura pas la moitié de la succession, son adition n'embrasse que le quart ; — mais il ne peut pas avoir le quart, car il est appelé à la moitié, et son adition doit comprendre toute la portion à lui accordée.

Telle serait, pensons-nous, la conciliation à adopter des textes. (8. (5-4)21, § 5, (29-2) et 75, (29-2).

20. L'héritier a fait adition, avant de connaître l'arrivée de la condition ; bien qu'à ce moment la condition soit accomplie, l'adition sera nulle. L'héritier ne sait pas si la succession lui est déférée, et il ne s'inquiète pas d'obéir à la volonté du testateur ou de l'enfreindre. (Fr. 21, Julianus : *De Condit. et Demons.* Dig.)

2° *L'adition doit être faite par l'héritier externe.*

21. Cette solution est basée sur les principes de la non représentation dans les actes juridiques : aussi que l'héritier soit esclave, fils de famille, pupille, ou mineur pourvu d'un curateur, ce sera toujours à lui à faire adition ; sans doute sa position ne sera pas sans quelque influence sur son adition, mais il devra toujours personnellement la faire.

Fr. 90, Paulus : *De acquirendâ vel omit. her.* 29-2 : *per curatorem hereditatem acquiri non posse.* Jamais le mandataire ne pourra acquérir l'hérédité à son mandant ; cette solution ne doit pas nous étonner. Le tuteur du pupille, le curateur du mineur, ne peuvent pas faire adition au nom de ceux qu'ils sont chargés de représenter, dont ils ont mission de défendre les intérêts ; comment admettre que le mandataire ait un droit plus grand que le tuteur ou le curateur.

22. La possession de biens, au contraire, peut être demandée par le tuteur, et par le curateur, au nom de ceux dont ils défendent les intérêts. Un mandataire lui-même peut demander pour le compte de son mandant la possession de biens.

Fr. 48. *De acquir. vel omitt. hered.* Paulus, 29-2. Fr. 65, § 3, *in fine ad senatus. Trebell.*, 56-1. F. Fr. 7, § 1, 8 et 11. *De bono possessionibus*, 37-1. Dig. Fr. 3, § 7, *eod. tit.*

Telle est une des différences les plus importantes entre la possession de biens, et l'hérédité. La raison de cette particularité tient à la diversité d'origine : l'hérédité dérive du droit civil, a sa base dans les liens de l'agnation, sans s'inquiéter de la rigueur des conséquences ; la possession de biens, au contraire, fait partie du droit prétorien, et une des causes de sa création a été de mitiger la rigueur du droit civil, d'en adoucir les principes (1).

23. L'héritier avait seul le droit de faire adition. S'il mourait sans l'exercer, le testament tombait, et il ne transmettait aucun droit à ses héritiers. Cette solution est consignée dans plusieurs textes ; nous pouvons citer le fragment 81 *de acquir. vel omit. hered.*, (29, 2), et le paragraphe 4 des Instit. de Justinien, (3, 4).

24. Ces principes de l'ancien droit étaient très rigoureux et avaient dans la pratique des conséquences fâcheuses ; aussi, allonsnous constater de nombreuses exceptions à ce principe, admises par les jurisconsultes romains, et voir les constitutions impériales changer complètement l'ancien droit.

25. L'héritier appelé à la succession est mort sans faire adition ; aucun droit n'est transmis à ses héritiers.

Ce principe fut abandonné à cause de sa rigueur, dans certains cas spéciaux.

Nous en trouvons un exemple dans les lois 30, *principium*, d'Ulpien, *de acquir. vel omitt. hered.*, (29, 2) et 86 *principi*, de Papinien, *eod. titulo.*

---

(1) On pourrait encore expliquer d'une autre manière la différence entre la possession de biens et l'hérédité : la propriété ne peut jamais être acquise *per extraneam personam*, il en est autrement de la possession. Aussi par mandataire on ne pouvait pas acquérir l'hypothèque, mais on pouvait très bien acquérir le gage. De même l'hérédité ne pouvait pas être acquise par mandataire ; mais il en était autrement de la possession de biens.

L'hypothèse prévue par ces deux textes est à peu près la même, la solution est identique : nous ne nous occuperons que du second de ces textes, dont l'espèce offre plus d'intérêt.

26. Un certain *Pannonius Avitus*, *procurator Cæsaris in Ciliciá*, fut institué héritier à Rome, pendant son séjour loin de cette ville, *rei publicæ causd* : il mourut en Cilicie, *intra diem aditionis*, avant de connaître son institution comme héritier.

Cependant, un de ses amis, *procurator voluntarius*, *negotiorum gestor*, pendant l'absence d'Avitus et sans l'en avertir, avait demandé en son nom la possession de biens *secundum tabulas*.

La possession de biens ainsi demandée, et régulièrement (fr. 5, § 7 *de bonor. possess.*, (57, 1), ne devait profiter à l'héritier institué, qu'autant que ce dernier l'avait ratifiée (fr. 63, *principi ad Senatusc. Trebell.*, (36, 1) ; si l'héritier institué ne ratifiait pas avant son décès, ses héritiers n'avaient plus le droit de ratifier, et la possession de biens tombait (fr. 7 *rem ratam haberi*, 46, 8, fr. 4 *Cod. qui admitt. ad bonorum poss.*, (6, 9).

Or, dans l'espèce de notre loi, il était arrivé qu'Avitus n'avait pas ratifié la possession de biens demandée en son nom, ses héritiers ne pouvaient pas apporter cette ratification : la possession de biens tombait nécessairement. Quel était, dans ces circonstances, le droit des héritiers d'Avitus ?

Ne pouvant pas ratifier la demande en possession de biens faite par l'ami d'Avitus, ils demandaient la *restitutio in integrum ex personá defuncti*, pouvaient-ils l'obtenir ?

27. Avitus était mort *intra diem aditionis*, le délai ne lui avait été en rien préjudiciable, ni son éloignement de Rome : il n'avait pas connu l'ouverture de la succession, et il pouvait toujours faire adition. En rien donc il n'avait été ni *læsus*, ni *captus*, et comment le droit à la *restitutio in integrum*, qui n'était pas né dans sa personne, pourrait-il passer à ses héritiers ? Les principes certains du droit s'opposent à cette transmission.

Les héritiers d'Avitus ne peuvent pas non plus demander la *restitutio in integrum ex personá suá* : aucun droit n'est né pour eux à l'hérédité ouverte.

« *Et ita se res habet summo jure, mero et subtili jure*, » ne craint pas de dire Cujas.

28. Et cependant Papinien, opposant les principes d'humanité et de justice aux principes du droit civil, et suivant une décision d'Antonin le Pieux, rapportée par le jurisconsulte Mæcianus, n'hésite pas à accorder aux héritiers d'Avitus la *restitutio in integrum ex personâ defuncti*. Il considère toujours le droit à la *restitutio in integrum* né dans la personne de l'héritier, qu'il meure ou non dans le délai pour faire adition.

29. L'espèce rapportée par Mœcianus ne se confond pas exactement avec l'hypothèse de Papinien.

Un ambassadeur, retenu à Rome par les affaires de la patrie ou de son municipe, y mourut, sans connaître l'ouverture à son profit, d'après le sénatusconsulte Orphitien, de la succession de sa mère.

Aucun droit à la *restitutio in integrum* n'étant né dans sa personne, son héritier ne pouvait en rien se plaindre ; et cependant, Antonin le Pieux prescrivit aux consuls d'apporter remède à cette situation.

Et, dans les deux espèces, nous dit Papinien, l'héritier pourra invoquer la *restitutio in integrum ex personâ defuncti*.

Cette solution, contraire aux principes du droit civil, est, en tout point, conforme aux règles de l'humanité et de la justice, et a pour base deux motifs recommandables : l'*absentia reipublicæ causâ*, et la *justa ignorantia*.

30. Les lois 6, § 1 et 42, § 3 *de bonis libertorum*, (36, 2 D.), nous offrent de nouvelles hypothèses, dans lesquelles on a abandonné les anciens principes. Ces deux textes prévoient la même hypothèse et indiquent la même solution.

Un affranchi avait institué pour héritier la fille de son patron : le testament n'en était pas moins valable, le patron étant déjà mort. Après l'adition de la fille, le testament avait été argué de faux, un jugement était intervenu ; appel avait été fait de cette décision ; et avant cette dernière instance, la fille du patron était morte laissant son fils pour unique héritier.

Avait-elle transmis un droit à son fils et quel était ce droit ? Le testament avait été déclaré faux ; la succession *ab intestat* se trouvait donc ouverte ; la fille du patron y était appelée ; l'adition qu'elle avait cru vraie, ne lui faisait pas perdre son droit *ab intestat* : et ce droit seul elle pouvait le transmettre à son héritier.

Mais ce droit ouvert pour elle ne s'était jamais fixé sur sa tête, elle n'avait pas fait adition, et par suite, elle ne transmettait rien à son héritier.

31. Marc-Aurèle, appelé à se prononcer, après avoir examiné la situation des parties, n'hésita pas à décider que le fils pouvait

prendre ce que sa mère eût pris, si elle était venue à la succession *ab intestat*.

Cette solution approuvée par Papinien nous paraît parfaitement exacte : sans doute la fille du patron n'avait pas fait adition, mais elle avait employé tous les moyens pour acquérir cette succession. Si elle n'avait pas accepté la succession *ab intestat*, dès l'ouverture, c'est qu'elle croyait valable le testament qui l'instituait. Sa conduite avait assez montré l'intention où elle était d'acquérir la succession : et cette manifestation de volonté est suffisante pour motiver la décision de l'empereur.

32. Dans les cas d'application du sénatusconsulte Claudien, l'héritier venant à mourir avant de faire adition, transmettait à son héritier les actions utiles. — L'héritier, en effet, n'était pas en faute, n'avait rien à se reprocher, la loi elle-même lui défendait de faire adition. (Fr. 3, § 30). *De senatus Silaniano*. Dig. (29-5.)

33. Les constitutions impériales allèrent beaucoup plus loin encore, et apportèrent aux anciens principes de bien plus graves changements.

.D'après une constitution des empereurs Théodose et Valéntinien, rendue en 450 de Jésus-Christ, le fils qui n'est pas sous la puissance de son père et est institué son héritier, transmet son droit héréditaire à ses enfants, peu importe qu'il soit mort avant l'ouverture du testament ou après, qu'il ait ou non connu sa qualité d'héritier. *(Constit. unica.* Code, livre VI, tit. 51. *De his qui ante apertas tabulas hereditatem transmittunt).*

D'après la constitution 8, au Code Théodosien, livre VIII, Fr. 18, *de maternis bonis et materni generis et cretione sublata*, le père peut représenter son enfant, le tuteur son pupille. (Voir aussi, C. 18, C. Justinien : *De jure deliberandi*, (6-50).

Justinien est allé encore plus loin, C. 19. C. (6-50) : *de jure deliberandi ;* quand l'héritier externe vient à mourir pendant le délai pour délibérer, il transmet à tous ses héritiers son droit héréditaire.

5° L'adition ne peut être faite que par l'héritier capable de s'obliger.

34. Notre règle s'explique tout simplement par la nature de .

l'adition d'hérédité : son effet principal est d'obliger au paiement des dettes laissées par le défunt, même *ultrà vires successionis ;* or, peut-on dire qu'on ne s'oblige pas en acceptant une succession? Connaît-on toutes les dettes du défunt? Connaît-on avec exactitude la situation du *de cujus?*

35. Le sourd-muet de naissance, privé de communication avec ses semblables, peut très-bien développer son intelligence par l'étude ; aussi pourra-t-il faire adition de l'hérédité à lui offerte. Qu'il comprenne l'acte qu'il fait, sa gravité, et cela suffit (Fr. 5, (29-2.) Dig. *Eod. tit.*) Le texte suivant nous édifie d'une manière complète sur la capacité du sourd-muet. Fr. 48, *de obligat. et action.* (44-7). Dig. Paulus.

In quibuscumque negotiis sermone opus non est, sufficiente consensu, iis etiam surdus intervenire potest, quia potest intelligere et consentire, velut in locationibus conductionibus, emptionibus et ceteris.

36. L'esclave en Droit Romain ne peut pas devenir propriétaire : les modes d'acquérir le *dominium* lui sont accessibles, mais les acquisitions par lui faites ne profitent qu'à son maître. Gaïus, C. 2, § 87..... *ipse enim qui in potestate nostra est, nihil suum habere potest.*

L'hérédité à laquelle l'esclave est appelé appartiendra au maître, dès l'adition. Mais comme l'adition est un acte d'une gravité excessive qui peut souvent compromettre une grande fortune, les jurisconsultes voulaient que le maître eût donné l'ordre de la faire. (G. C. 2, § 187). Et le motif de cette décision ressort du (Fr. 6, Ulpianus, 29-2, D.), *qui in alienâ potestate non potest invitum hereditati obligare eum, in cujus est potestate, ne æri alieno pater obligaretur.*

Le *jussus* donné par le maître doit être formel, spécial, et persévérant.

37. Le fils de famille se trouve vis-à-vis de son père, dans une position semblable à celle de l'esclave vis-à-vis du maître : il ne faudrait pas exagérer ce principe, mais, en ce qui touche notre matière, la situation est la même. Dans le vieux Droit Romain, le fils n'était propriétaire de rien, son père absorbait toutes ses acquisitions ; quand une hérédité lui arrivait, il faisait adition sur l'ordre de son père, et l'hérédité ainsi acquise devenait la propriété du père de famille.

58. Le *jussus* du père de famille doit présenter les caractères que nous indiquions tout à l'heure pour le *jussus* du maître.

(Fr. 25, § 5, *eod. tit.* 29-2). *Et magis placet, ut* Gaius Cassius scribit, *specialiter debere mandare.* Premier caractère : le *jussus* doit être spécial : par là on évite les contestations sur les aditions faites en vertu du *jussus* général.

Second caractère : le *jussus* doit être formel. Le motif est toujours le même : le père de famille, comme le maître de l'esclave, doit avoir l'intention bien arrêtée d'acquérir l'hérédité.

Nous trouvons de ce principe une application bien remarquable dans le frag. 56 de Pomponius : *de acquirendd vel omitt. hered.* (29-2). *Si ex sud parte dominus vel pater adierit, necessarium est jussum, ut filius vel servus coheredes adeant.*

Un maître avait été institué héritier pour partie d'une succession ; son esclave avait été aussi institué pour partie dans cette même succession. Dans cet état, le père fait adition en son nom de l'hérédité. De là, ne pouvait-on plus induire chez le maître l'intention de donner le *jussus* à son esclave ? Evidemment, puisque le maître a fait adition, il veut que son esclave en fasse autant, et, cependant, Pomponius exige le *jussus*.

Troisième caractère : le *jussus* doit être persévérant.

Evidemment, si le maître a retiré le *jussus* après l'avoir donné, l'esclave institué ne pourra plus faire adition valablement : le maître ne veut plus de la succession à lui offerte.

Nous trouvons dans le frag. 47 et 50 des hypothèses où l'adition est nulle, parce que le *jussus* n'a pas été persévérant.

Un maître donne à son esclave l'ordre de faire adition ; il devient fou avant l'adition. Africain nous apprend que l'esclave ne peut plus faire adition : il lui faudrait la *voluntas domini ; furiosi autem voluntas nulla est.* (Fr. 47, 29-2).

Cette solution d'Africain nous paraît de tous points conforme aux véritables principes. Nous pensons même qu'elle devrait s'appliquer aux fils de famille.

59. Cependant nous devons tenir compte de changements apportés par les constitutions impériales : aussi croyons-nous que, sous Justinien, le fils de famille, après avoir le *jussus patris*, ferait une adition valable, bien que son père fût devenu fou avant l'adition.

D'après un rescrit d'Antonin le Pieux, rapporté par Marcien,

(Fr. 52, 29-2. Dig.), le fils de famille peut faire adition d'hérédité, sans *jussus*, quand son père est devenu fou. Or, ne faut-il pas admettre une solution semblable, quand le *jussus* a été donné? quand le père a manifesté son opinion de faire faire adition ?

La loi 6, § 4, nous fournit encore un puissant argument d'analogie : le fils a le *jussus* du père, il ne fait adition qu'après la mort du père de famille, et Julien n'hésite pas à lui faire supporter les charges héréditaires.

D'après nous donc, la loi d'Africain (Fr. 47, 29-2) ne s'appliquerait qu'à l'esclave. Et cette solution admise aussi dans le principe pour le fils de famille, fut rejetée par faveur pour les enfants, et à cause de la tendance que l'on avait à relever leur position dans la société.

40. Le fragment 50 de Modestin (29-2). Dig. nous fournit un nouvel exemple pour la persévérance du *jussus*. Le tuteur a donné ordre à un esclave du pupille d'*adire hereditatem*, et est mort avant l'adition : *Nemo dicturus est*, nous dit le jurisconsulte, *obligari posted pupillum hereditati*.

41. Les fils de famille, d'après la rigueur des principes Romains, ne pouvaient rien acquérir pour eux-mêmes (Gaius, C. 2, § 87) ; tout revenait au père. Leur position s'améliora de plus en plus sous la double influence du droit prétorien et des principes nouveaux admis par le christianisme. Les pécules furent institués, ils portent différents noms indiquant leur origine. Nous ne voulons pas entrer dans l'étude de cette institution, mais nous devons en donner une idée.

42. On distingue les pécules profectice, *castrens, quasi-castrens, paganum* ou adventice, *extraordinarium*.

Le pécule profectice comprend les valeurs dont le père a laissé à son fils l'administration temporaire et révocable. C'est au profit du fils une jouissance de fait ; le fils administre en vertu de son mandat général ; il peut contracter avec des tiers et peut engager son père vis-à-vis d'eux ou *quod jussu* ou *de peculio*. (Gaius, C. IV, § 69 à 74).

43. Le *peculium castrense* remonte à Jules César ou à Auguste et a été institué pour favoriser les militaires.

Ce pécule comprend : « toutes les valeurs données à un fils de » famille, quand il part pour la guerre, ou acquises à l'occasion » du service militaire. »

Le fils de famille en est propriétaire, sous la seule condition d'en disposer par testament. (Paul, *Sentences*, III. IV, § 5).

Le fils de famille peut aliéner les choses composant ce pécule, s'obliger sur ce pécule, agir en justice à son occasion : en un mot, relativement à ces objets, il est *paterfamilias*. (Fr. 2, *ad senatus Maced.* (14-6).

44. Une succession s'ouvre-t-elle à son profit, il n'aura plus besoin pour faire adition du *jussus* de son père, *pater familias est :* lui seul est juge de la conduite qu'il a à à suivre.

Les fragments 4 § 1 et 5, *de Castrensi peculio*, (49-17), contiennent les principes généraux. (Fr. 4, § 1). *Actionem, persecutionemque castrensium rerum semper filius etiam invito patre habet.* Tertullien. Et Ulpien, Fr. 5. *Miles filiusfamilias a commilitone vel ab eo, quem per militiam cognovit heres institutus et citra jussum patris, suo arbitrio recté pro hœrede geret.*

Si le fils meurt, sans avoir disposé par testament de ce pécule, le père les recueille *jure peculii.* Le père est censé avoir toujours été propriétaire de ces objets, mais les actes faits par le fils pendant son administration restent valables.

45. A l'imitation du pécule *castrens*, on admit un *peculium quasi-castrense,* au profit de plusieurs classes de personnes ; — en 521 de Jésus-Christ au profit des Palatini ; — 422, des assesseurs, des magistrats ; — 439 des avocats. Enfin, au profit de tous les employés des bureaux du préfet du prétoire, des prêtres et des diacres. Les principes qui régissaient le *peculium castrense* s'appliquaient aussi ou *peculium quasi-castrense.* La seule différence portait dans le principe sur le droit de tester. Mais à partir de 521, cette différence disparaît : Justinien accorde à tous les fils de famille le droit de tester.

Les autres pécules, admis à l'imitation des précédents, contribuèrent à rendre plus indépendante la position du fils de famille. Ils ne nous fournissent rien de particulier pour notre matière, nous les laissons de côté.

46. En principe donc, et, sans nous occuper davantage de l'exception à nous fournie par la législation des pécules, le fils de famille, pour faire adition d'hérédité, doit avoir le *jussus* du père de famille.

Ce *jussus* ne se confond nullement avec *l'auctoritas tutoris* dont nous aurons bientôt à nous occuper.

Le *jussus* doit précéder l'adition ; l'*auctoritas*, au contraire, *interponitur perfecto negotio.* (Fr. 25, § 4, 29-2), *de acqui. vel omitt. heredit.* ou plutôt, comme dit Godefroy dans ses notes : *comitatur negotium, non antecedit neque sequitur.*

L'*auctoritas tutoris* doit être donnée dans des termes consacrés ; le *jussus* du père de famille n'offre rien de sacramentel dans les termes ; toute forme est bonne, pourvu que l'intention du père de famille en ressorte clairement : *aut per internuntium, aut per epistolam fieri potest.*

Le fragment 25 d'Ulpien, (29-2), nous fournit de nombreux exemples de *jussus ;* quand la volonté d'*adire successionem* résulte clairement de l'acte, Ulpien n'hésite pas à valider l'adition, *imó veriùs est, ex his omnibus aditionem esse introducendam.*

Ce *jussus* peut très-bien être fait sous condition : *si expedit adire? adito si putas expedire adire, adito.* (Fr. 25, § 9, 29-2).

Le père de famille n'est pas irrévocablement lié par son *jussus ;* il peut toujours le retirer, pourvu que l'adition ne soit pas encore faite.

47. Le *furiosus* institué héritier ne pouvait pas valablement faire adition, ni personne pour lui. Cependant, après une vive controverse, indiquée par Justinien (Const. 7, § 3, Code, V, 70), on avait fini par admettre que le curateur du *furiosus* pourrait demander au nom de ce dernier la possession de biens. Ulpien, (Fr. 35, Dig. (36-1).

Mais le *furiosus* peut très-bien acquérir l'hérédité par les personnes qu'il a sous sa puissance : son curateur donne le *jussus*, et l'hérédité est acquise pour le furieux. (Fr. 63, Mœcianus, 29-2, Dig.)

On améliora peu à peu la position du *furiosus*, et, sous Justinien, le curateur doit faire adition ou demander la possession de biens au nom du *furiosus.* (C. 7, § 3, livre V. 70.) Code.

48. La folie est rarement un état constant ; elle présente des intervalles lucides, pendant lesquels la raison revient au malade : le *furiosus* alors jouit d'une capacité complète, et peut faire tous les actes de la vie civile.

(Fr. 2, Code. *De contrahendâ emptione*) (4-38).

Emptionem et venditionem consensum desiderare, nec furiosi consensum manifestum est. Intermissionis autem tempore furiosos

majores viginti quinque annis vendiliones, et alios quoslibet con-
tractus posse facere non ambigitur.

Le *furiosus* pourra donc très-bien, dans les intervalles lucides, faire adition de l'hérédité à laquelle il est appelé, ou donner le *jussus* aux personnes sous sa puissance qui y sont appelées.

49. Le système du Droit français s'écarte notablement du système Romain ; au premier, nous donnons la préférence : il évite des discussions et des procès, que le second ne peut qu'engendrer.

50. Le prodigue auquel le préteur a enlevé l'administration de ses biens, jouit de la plénitude de sa raison : son interdiction ne veut que le protéger : aussi, peut-il acquérir valablement, mais non pas s'obliger. Le frag. 6 : *De verbor. oblig.* qui contient ce principe est formel à cet égard.

Par la même raison décide-t-on qu'il peut valablement faire adition de la succession à laquelle il est appelé. (Fr. 5, § 1, 20-2). *Eum, cui lege bonis interdicitur, heredem institutum, posse adire hereditatem constat.* On devait le décider ainsi : personne ne peut faire adition pour lui, et cependant il est de son intérêt de recueillir les successions avantageuses. Si la succession est mauvaise, il pourra toujours faire annuler son adition, au moyen de la règle générale (Fr. 6, 45-1) ; il est incapable de s'obliger.

51. Un pupille a été institué héritier, comment l'adition se fera-t-elle ?

Pour résoudre cette question, il faut faire plusieurs précisions importantes : les actes de la vie civile ne présentent pas tous le même caractère de gravité, ne doivent pas tous être faits de la même manière : les uns, pour la validité, exigent l'emploi de paroles consacrées, de cérémonies symboliques : pour ceux-ci, il répugne à l'esprit d'admettre que le tuteur puisse remplacer le pupille : aussi, pour les actes de cette nature, le pupille doit-il les faire personnellement, sans pouvoir se faire remplacer par le tuteur. De ce nombre sont : les stipulations, l'adition d'hérédité, l'action en justice.

D'autres actes, au contraire, sont loin de présenter la même gravité : ils n'exigent pas l'emploi de paroles consacrées, l'assujettissement à des cérémonies symboliques : aussi, a-t-on admis pour cette seconde classe que le tuteur pourra remplacer le pupille.

L'adition d'hérédité rentre dans la classe des actes que le pupille doit faire personnellement : mais le pupille peut-il faire seul adition d'hérédité, ou doit-il la faire avec l'*auctoritas tutoris* ?

52. Le pupille, nous le savons, est capable de faire seul sa condition meilleure ; mais l'*auctoritas tutoris* est nécessaire s'il veut faire sa condition pire... « Namque placuit meliorem quidem « suam conditionem licere eis facere, etiam sine tutoris aucto-« ritate, deteriorem verò non aliter quam tutore auctore. » (Inst. Just., I, XXI, *de auct. tut. præmium*).

Le pupille fait sa condition pire, quand il s'oblige, ou qu'il aliène un bien par lui possédé : le tuteur, dans ce cas, doit fournir l'*auctoritas*. — Et, d'un autre côté, le tuteur ne peut et ne doit fournir l'*auctoritas* que quand il pense que l'affaire sera utile au pupille, ne lui causera aucun préjudice (§ 2, Inst. (I, 21). — Ces deux propositions ne présentent aucune contradiction : un pupille, par exemple, dans une position de fortune médiocre, emploie tous les ans, en frais d'exploitation, une somme supérieure aux revenus produits ; l'aliénation de ce bien ne pourra lui être que très utile, méritera à ce titre l'*auctoritas tutoris*, et cependant le pupille rendra sa condition pire.

L'adition d'une hérédité, qu'elle soit du reste opulente, ne peut être valablement faite qu'avec l'*auctoritas tutoris*. Un texte formel nous l'enseigne § 1 (I, 21), Instit., et en l'absence de décision, nous l'aurions ainsi indiqué : quand on accepte une hérédité, on ne peut pas savoir s'il en résultera un bénéfice ou un préjudice ; et puis, ne faut-il pas s'obliger, ne serait-ce qu'à payer les frais funéraires ?

Le pupille peut donc faire seul adition d'hérédité : et l'adition ne sera valable, que faite *tutore auctore*. Mais le pupille lui-même, quel que soit son âge, peut-il toujours faire adition ?

53. D'après le § 10, *de inutilibus stipulationibus* (Inst. Just., 3-19), il faut distinguer avec soin les pupilles *infantes*, *infantiæ proximi*, et *pubertati proximi*. Seuls, les *pubertati proximi* pouvaient primitivement s'engager, parce que seuls ils étaient censés avoir *aliquem intellectum ;* les *infantes* et les *infantiæ proximi* se confondaient presque avec les *furiosi* : les actes par eux faits n'avaient aucune valeur.

Pour savoir si un pupille était *infantiæ* ou *pubertati proximus*, on devait tenir compte du développement de ses facultés intellectuelles ; aussi cette limite variait pour chaque individu. Pour éviter les procès qu'une telle législation ne pouvait qu'engendrer, intervint, à une époque qu'il est impossible de déterminer d'une façon précise mais antérieure à Gaius, une *benignior interpretatio juris* : on assimila les *infantiæ proximi* et les *pubertati proximi* : ils purent figurer dans les actes de la vie civile.

Reste donc pour nous à fixer d'une façon précise, à quelle époque finissait l'*infantia* sous les jurisconsultes.

54. Sur ce point, deux systèmes sont en présence :

Premier système. D'après les partisans de ce premier système, l'*infans*, comme l'indique l'étymologie (*in*, privatif ; *fari*, parler), serait celui qui ne peut pas articuler des sons, qui ne peut pas matériellement prononcer les paroles d'un acte juridique. Dès que le pupille pourra matériellement prononcer les paroles nécessaires, répondre à une stipulation *spondeo* ; ou dire *eam hereditatem adeo cernoque*, il ne sera plus *infans* : cependant, comme il ne comprend pas la portée des paroles qu'il prononce, il est vrai de dire que *nullum habet intellectum*, il sera *infantiæ proximus*.

A sept ans, le pupille comprend la gravité de l'acte, dont tout à l'heure il ne pouvait prononcer que les paroles ; aussi, est-il *pubertati proximus*, capable de tous les actes de la vie civile, et l'*auctoritas* lui suffit pour rendre sa condition pire.

A douze ou quatorze ans, suivant le sexe, suivant le développement plus ou moins grand des facultés intellectuelles, le pupille aura le *plenum judicium* : il n'aura plus besoin de l'*auctoritas tutoris*, sera doué d'une capacité absolue, sauf le droit à la restitution en entier, réservée par le préteur à tous les mineurs de 25 ans.

55. A partir de la *benignior interpretatio*, signalée par Gaius (G. 3, § 109), par cela seul que le pupille aura prononcé les paroles exigées par la loi, qu'il ait ou non compris la gravité de l'acte par lui fait, le pupille sera engagé, « ita tamen ut, sicubi » tutoris auctoritas necessaria sit, adhibeatur. » La seule condition exigée du pupille est la prononciation matérielle des paroles consacrées.

Les docteurs qui soutiennent cette opinion reconnaissent que, le 6 des ides de novembre 426, les empereurs Théodose II et Valentinien III supprimèrent l'*infantiæ proximitas*, rétablirent les principes du vieux droit romain ; et, à partir de cette époque, comme avant la *benignior interpretatio*, le pupille ne peut concourir aux actes de la vie civile qu'à sept ans accomplis.

56. *Deuxième système.* On prétend dans ce second système que l'*infantia* dure jusqu'à sept ans.

Entre sept et douze ans, on est ou *pubertati* ou *infantiæ proximus* : il faut, pour déterminer la position du pupille, tenir compte du développement de ses facultés intellectuelles, du sexe auquel il appartient. Pour éviter tous ces procès, toujours difficiles, intervint la *benignior interpretatio.*

A partir de cette époque, le pupille au-dessous de sept ans est *infans,* incapable de la vie civile ; le pupille au-dessus de sept ans est capable de rendre sa condition pire, *auctore tutore.*

Dans cette opinion, la constitution de 426 n'aurait fait que supprimer des mots vides de sens, qui n'étaient plus en rapport avec la législation : mais avant comme après cette constitution, la limite de l'*infantia* a été sept ans.

57. Ces deux systèmes, à partir de la constitution de Théodose II et Valentinien III, se confondent, reconnaissent la même limite à l'*infantia;* mais ils diffèrent en ce que, avant cette constitution, le premier rattache à un fait purement physique la limite de l'*infantia;* le second « à une époque déterminée, à un âge » dénotant chez le pupille une certaine intelligence des paroles » prononcées. (Vernot, *Textes choisis sur les obligations*).

58. Voici les arguments qu'invoquent en leur faveur les partisans de la première opinion.

Quel inconvénient y a-t-il de permettre au pupille qui peut parler, de rendre sa condition meilleure ? quel inconvénient à lui permettre de rendre sa condition pire, *tutore auctore* ? Evidemment on ne peut en citer aucun.

Quels avantages au contraire n'offre pas notre théorie ?

Pour l'adition d'hérédité, par exemple, le pupille doit nécessairement faire adition. Ne lui est-il pas avantageux de ne pas attendre sept ans? ne vaut-il pas mieux, dans son intérêt, n'exiger que la prononciation matérielle des paroles ?

S'agira-t-il pour un pupille qui parle d'accepter une hérédité, pour la gestion il lui suffira de briser un vase faisant partie de l'hérédité ; il aura fait acte de maître, le tuteur présent *auctor fiet,* et l'hérédité sera acquise au pupille ; pour la *crétion,* il prononcera les paroles sacramentelles, et le tuteur intervenant pour *dare suam auctoritatem,* l'hérédité sera acquise.

D'après le second système, au contraire, et pour ce même cas, le pupille ne pourra acquérir l'hérédité que lorsqu'il aura atteint l'âge de sept ans : avant ce moment, incapable, il est de faire adition, et le tuteur ne peut pas le remplacer.

La constitution de 426, dans ce système, s'explique d'elle-même : elle pouvait très bien, abandonnant l'ancien droit, fixer à l'*infantia* la limite de sept ans : aucun des inconvénients signalés plus haut n'en résultant, elle permet au tuteur de faire adition au nom de son pupille.

Le § 10 (Inst. 3-19) ne s'occupe pas du développement intellectuel du pupille pour fixer la limite de l'*infantiæ* et de la *pubertatis proximitas* : au *pubertati proximus* seul il reconnaît *aliquem intellectum;* on comprend très bien que le pupille *proximus infantiæ*, auquel on ne reconnaissait pas *aliquem intellectum*, ne pût être assimilé que par une *benignior interpretatio* aux pupilles *pubertati proximi*. Si Tribonien a conservé dans les Institutes la division abolie par la constitution de 426, il faut l'attribuer à une inadvertance de sa part : il copiait les Institutes de Gaius et n'a pas songé à mettre sa compilation en rapport avec les constitutions impériales.

59. Enfin, voici le dernier argument en faveur de cette opinion, présentée pour la première fois par M. Unterholzner (Savigny, t. III, traduction Guenoux), il a été reproduit par M. Ducaurroy. (Fr. 1, § 2, *de adminis. et peric. tutorum* (XXVI, 7). Dig.

Ulpianus. « Sufficit tutoribus ad plenam defensionem, sive ipsi
» judicium suscipiant, sive pupillus ipsis auctoribus ; .... licentia
» igitur erit utrum malint ipsi suscipere judicium, an pupillum
» exhibere, ut ipsis auctoribus judicium suscipiatur ; ita tamen
» ut pro his qui fari non possunt vel absint, ipsi tutores judicium
» suscipiant : pro his autem qui supra septimum annum ætatis
» sunt, et præsto fuerunt, auctoritatem præstent. »

Voici quel est le sens de ce texte : le tuteur a rempli d'une manière complète, l'obligation de défendre le pupille contre une action, lorsqu'il a engagé lui-même l'instance avec le tiers, ou qu'il a autorisé son pupille à plaider. Il est libre de choisir entre ces deux voies : cependant il devra toujours engager l'action lui-même, quand le pupille sera encore *infans* ou absent : il ne pourra autoriser que le pupille au-dessus de sept ans.

M. Ducaurroy tire de ce texte l'argument suivant : le tuteur en général doit engager l'instance ou autoriser le pupille; il doit cependant nécessairement engager l'instance, quand le pupille est absent ou *infans* (*non fari potest*) ; et ne doit que l'autoriser, quand le pupille a sept ans accomplis. Le choix pour le tuteur, entre autoriser son pupille, ou engager l'instance, ne peut donc exister qu'entre l'*infantia* et sept ans : donc, l'*infantia* ne peut pas durer jusqu'à sept ans.

60. Cet argument, quoique très ingénieux, ne nous touche nullement : il contrarie d'une façon certaine le texte par nous cité. Ce texte, en effet, ne dit pas du tout que le choix n'existe plus pour le tuteur, si le pupille a plus de sept ans. Quand le pupille est *infans* ou absent, la loi fait une obligation au tuteur d'engager lui-même l'instance, il ne peut autoriser son pupille (*auctoritatem interponere*) ; et le jurisconsulte Ulpien, reprenant sa pensée sous une autre forme, permet au tuteur d'autoriser seulement les pupilles, âgés de plus de sept ans. Voilà toute la pensée d'Ulpien. Et on ne peut nullement induire de là que le tuteur, s'il le veut, ne puisse pas agir par son pupille âgé de plus de sept ans.

Non seulement l'interprétation de M. Ducaurroy ne résulte pas nécessairement du texte par lui invoqué ; mais encore elle est formellement contredite par le § 3 de la même loi. D'après ce dernier passage, le curateur d'un mineur de vingt-cinq ans devra autoriser le mineur à agir en justice, ou agir lui-même ; cependant, en cas d'absence, il devra toujours agir à la place du mineur. Voilà le droit et le devoir du curateur. Veut-on faire au tuteur une position inférieure à celle du curateur ? Cela n'est pas possible ; et si cela n'est pas, si le tuteur peut, à son choix, ou autoriser le pupille âgé de plus de sept ans ou bien le remplacer, l'argument de M. Ducaurroy n'a plus aucune force et tombe de lui-même (1).

61. Nous croyons même 'Vernet, *Textes choisis sur les obliga·*

(1) Nous avons employé des mots qui pourraient peut-être donner lieu à des interprétations différentes, par exemple, le tuteur *autorise* son pupille, le *représente.* Voici ce que nous voulons dire par là : le tuteur autorise, c'est-à-dire *auctor fit*, *auctoritatem interponit ;* le pupille fait l'acte, le tuteur le consacre en ajoutant l'*auctoritas.* — Le tuteur *représente* le pupille, c'est-à-dire remplace le pupille, fait l'acte que ce dernier devait faire : le bénéfice de l'acte se fixe cependant sur la tête du tuteur, à la fin de la tutelle, il devra le transmettre au pupille ; ce dernier pourra l'y forcer par l'*actio tutelæ contraria.* — Le tuteur ressemble au commissionnaire du droit commercial.

tions) que ce texte fournit un argument aux partisans du second système, et se retourne parfaitement contre M. Ducaurroy. Ce texte met en opposition le pupille, *qui fari non potest*, et le pupille *qui est suprà septimum annum;* n'est-ce pas reconnaître par là la durée de l'*infantia* jusqu'à sept ans, et l'impossibilité pour le tuteur de représenter le pupille âgé de moins de sept ans!

62. Au premier système nous préférons le second ; nous énumèrerons d'abord les arguments sur lesquels il s'appuie, et nous essayerons de répondre ensuite aux arguments invoqués par le premier système.

Infans ne veut pas dire : celui qui ne peut pas matériellement parler ; des textes nombreux de littérateurs et de jurisconsultes prouvent surabondamment le sens que nous devons lui donner. On entend par *infans* « celui, qui, à raison de son âge, ne peut » pas exprimer par la parole un enchaînement d'idées, lors même » qu'il pourrait articuler des mots. » (Demangeat, t. 2 *de inutili-* *bus stipulat.*; de Savigny, t. 3, traduction Guenoux ; Quintillien I, 1; Macrobe, *Songe* de Scipion I, 6 ; *Isidori origines* XI, 2); *Fari* ne signifie pas, en effet, parler, mais bien raisonner, discourir.

63. Deux textes fixent d'une façon certaine à sept années la limite de l'*infantia*.

Fr. 70. *De verb. oblig.* (45, 1). Ulpien. « Mulier, quæ dotem » dederat populari meo Glabrioni Isidoro, fecerat eum promittere » totam si in matrimonio decessisset infanti : et decesserat cons- » tante matrimonio ; placebat ex stipulatu actionem non esse : » quoniam qui fari non poterat, stipulari non poterat. »

Dans ce texte, un *infans* avait pris part à une stipulation : il avait, sans les comprendre, prononcé les mots nécessaires à la validité de la stipulation. Quand la condition vient à s'accomplir, le jurisconsulte répond que l'*actio ex stipulatu* ne peut pas naître : il ne suffit pas, en effet, de prononcer des paroles pour devenir créancier, il faut encore comprendre ce que l'on dit. Et le texte suivant relatif aux *sponsalia* nous dit qu'à sept ans seulement on peut comprendre ce que l'on dit.

Fr. 14. *De sponsalibus* (23, 1), Modestin : « In sponsalibus » contrahendis ætas contrahentium definita non est, ut in ma- » trimoniis : quapropter et a primordio ætatis sponsalia effici » possunt ; si modo id fieri ab utrâque persona intelligatur, id

» est, si non sint minores quam septem annis. » Ces *sponsalia* se font par des stipulations réciproques et à tout âge : il faut seulement comprendre la portée des paroles que l'on prononce. A sept seulement on remplit cette condition.

64. De tous ces textes, il ressort d'une façon incontestable, que le pupille ne peut figurer dans un acte juridique, que quand il comprend la portée des paroles qu'il prononce. A sept ans seulement il comprend ce qu'il dit, à sept ans seulement se termine l'*infantia*.

Sept ans comme limite de l'*infantia*, répond très bien aux mœurs, aux usages romains : à ce moment, l'enfant prenait la robe prétexte, revêtissant pour ainsi dire une espèce de sacerdoce; n'était-il pas convenable qu'il pût figurer dans les actes de la vie civile ?

65. Nous avons établi le second système sur des textes, contre lesquels la première opinion ne trouve à faire que le reproche d'interpolation; et il n'en reste aucune trace. Nous avons réfuté l'argument fourni par M. Ducaurroy et établi d'une façon certaine l'étymologie et le sens du mot *fari*. — Restent les inconvénients du second système en ce qui touche l'adition de l'hérédité, sur lesquels nous allons nous expliquer.

66. Voyez, nous disait le premier système, les avantages de notre solution . le pupille, par cela même qu'il sera apte à prononcer des paroles, lors même qu'il n'en connaîtra pas le sens, la portée, pourra toujours faire adition de l'hérédité, *tutore auctore*. Dans le second système, au contraire, il faudra toujours attendre que le pupille ait sept ans : avant cet âge, impossibilité absolue pour lui de faire adition.

Nous n'avons pas de peine à reconnaître les inconvénients du système adopté par les jurisconsultes romains : nous ne pouvons pas cependant l'abandonner : seul, il est établi sur des textes positifs, textes que le premier système est forcé de déclarer interpolés.

67. Les jurisconsultes romains ne s'en tinrent pas à leur système dans toute sa rigueur : ils le modifièrent dans plusieurs de ses parties, sans jamais abandonner le principe général.

Frappés, en ce qui touche l'adition de l'hérédité, de la position malheureuse du pupille *infans* (il ne pouvait pas lui-même faire adition, et son tuteur ne pouvait pas le représenter), ils cherchè-

rent à lui faciliter de diverses manières l'acquisition de l'hérédité.

Le tuteur de bonne heure put demander et obtenir la possession de biens, que son pupille *infans* aurait dû demander: Fr. fr. 7,
§§ 1 et 8, *de bonor. posses.* (37-1). Le tuteur ici agissait donc pour
son pupille, le remplaçait.

Le pupille *infans*, s'il peut parler, pourra faire adition de l'hérédité à lui offerte, *tutore auctore.* Ce texte important nous paraît
fournir un argument puissant à la seconde opinion, nous le
citons en entier :

Fr. 9. Paulus. *De acquir. vel omitt. hered.* (29-2). « Pupillus si
» fari possit, licet cujus ætatis sit, ut causam acquirendæ heredi-
» tatis non intelligat (quamvis non videatur scire hujus modi
» ætatis puer : neque enim scire, neque decernere talis ætas
» potest, non magis quam furiosus), tamen cum tutoris auctori-
» tate hereditatem acquirere potest : hoc enim favorabiliter eis
» præstatur. »

D'après le premier système, tout pupille qui peut articuler des
sons, bien qu'il ne comprenne pas le sens des paroles, peut
participer à un acte juridique avec l'*auctoritas tutoris.* Telle serait
en droit romain la règle générale, et notre texte en contiendrait
une application.

Mais alors, pourquoi énoncer dans un texte spécial cette solution, si elle découle des principes généraux ? Et Paul, dans l'expression de sa solution, voyez les ménagements qu'il apporte,
voyez comme il croit avoir besoin d'expliquer la position du pupille, et enfin pourquoi cette solution ? *Hoc enim favorabiliter
præstatur.* Comment encore prétendre, comment soutenir que
nous n'avons là qu'une conséquence de la règle générale ? ne
ressort-il pas plutôt de l'ensemble de la loi, que nous nous
trouvons en présence d'une exception ?

68. Le jurisconsulte Mæcianus fr. 65 § 3 (36-1), *ad senatus. Tre-
belli.*, nous donne des décisions remarquables ; une hérédité doit
être restituée à un pupille qui ne peut pas parler : le grevé a-t-il
fait une adition volontaire, il pourra restituer l'hérédité à un
esclave du pupille, ou au pupille lui-même, *tutore auctore.* Ce
grevé ne veut-il pas faire adition, le tuteur pourra l'y forcer et se
faire restituer l'hérédité.

Cette solution, contraire aux principes du droit, a été admise

pour favoriser le pupille *et infanti non dubitô omnimodo subve-
niendum,* et par analogie du droit civil et du droit honoraire *non
dubie pró herede, tutore auctore, gerere posse videtur; si de bonorum possessione agitaretur, pati ei per tutorem posset.*

69. Ces Constitutions impériales suivirent la même voie, et en
420 Théodose II et Valentinien III permirent au tuteur de demander pour son pupille la possession de biens, et de faire à sa place
adition d'hérédité.

Les parents purent aussi faire adition des successions échues à
leurs enfants sous puissance.

70. A part ces dérogations, la capacité des pupilles *infantes,
id est minores septem annis,* resta la même : ils ne pouvaient pas
participer à un acte juridique, même avec l'autorisation de leur
tuteur.

Le pupille *infans,* d'après les principes généraux, n'aurait pas
pu acquérir la possession, cependant on admit *utilitatis causâ*
qu'il en serait capable, *tutore auctore.* Fr. 32 § 2 (41-2). *de
acquir. vel amitt. pos. Paulus.*

En résumé donc, l'*infans,* en droit romain, était incapable de
figurer dans un acte juridique, même avec l'*auctoritas tutoris;*
l'*infantia* a toujours duré jusqu'à sept ans; les jurisconsultes romains ont cherché à atténuer par des décisions spéciales, les inconvénients de cette théorie (adition d'hérédité; acquisition de la
possession).

SECTION III.

FORMES DE L'ADITION; DÉLAIS DANS LESQUELS ELLE DOIT ÊTRE FAITE.

71. Par adition nous entendons « tout acte par lequel l'héritier
» externe acquiert l'hérédité. » (Gaïus. c. 2 § 167.)

Ce mot *aditio* n'a pas toujours un sens aussi général dans les
passages des jurisconsultes romains où il se trouve employé.

Les fragments 25 § 7 et 60 (29-2) l'emploient dans un sens
beaucoup plus restreint, de même le fragment 77 *de diversis*

regulis juris; nous n'on maintenons pas moins notre interprétation. Dans ces trois textes le mot *aditio* a probablement remplacé le mot *cretio.* Justinien, la *cretio* abolie, devait chercher à faire disparaître des textes les mots qui n'étaient plus en rapport avec la législation en vigueur.

72. Les modes d'acquisition de l'hérédité, pour les héritiers externes, n'ont pas toujours présenté les mêmes caractères; tandis qu'à l'origine, on acquérait l'hérédité en se conformant à certaines formes, à certaines formalités ; plus tard l'acquisition résulta d'un acte d'héritier, fait avec intention de se porter héritier ; et enfin une simple déclaration de volonté suffit, dans le dernier état du droit romain, pour faire acquérir l'hérédité à l'héritier externe.

In primis temporibus non potuit acquiri hereditas, nisi actu solemni, puta per cretionem, aut aditionem hereditatis, verbis solemnibus et legitimis, et superstitibus multis presentibus, adhibito etiam symbolo, puta percussione digitorum et apprehenso corpore aliquo..... postea cœpit acquiri hereditas, herede aliquid faciente heredi, animo, citra solemnitatem ullam..... ad extremum vero obtinuit etiam hereditatem posse acquiri nuda animi destinatione. Cujas, Recitationes solemnes ad Paulum.

73. Sous les jurisconsultes romains, il y avait trois manières de faire adition : la crétion ; la déclaration formelle d'être héritier ; un acte de gestion.

A) Crétion.

74. L'acceptation par l'héritier externe de l'hérédité à lui offerte, pouvait avoir de funestes conséquences ; il devait, avant de se prononcer, s'informer le plus exactement possible des charges héréditaires, et des forces de la succession : aussi lui avait-on accordé le *jus deliberandi de adeunda vel non adeunda hereditate.* (Gaius c. 2, § 162.)

75. En principe, l'héritier pouvait accepter la succession, quand il le voulait, *liberum est quocumque voluerit adire hereditatem* (G. c. 2, § 167) ; mais le testateur lui-même apportait par la *cretio* une limite à ce délai ; quand l'institution était faite *sine cretione,* ou quand l'héritier arrivait à la succession *ab intestat,* le préteur, sur la demande des créanciers héréditaires, fixait à l'héritier le délai, pendant lequel il pourrait accepter l'hérédité ; passé ce délai, l'héritier était présumé renoncer à la succession et les biens étaient vendus. (Gaius c. 2, § 167. *in fine.*)

En général, l'héritier était institué *cum cretione*, c'est-à-dire que le testateur indiquait l'expiration du délai du *jus deliberandi*. L'étymologie du mot *cretio*, donnée par Gaius, s'accorde parfaitement avec le but du testateur, *ideó cretio appellata est, quia cernere est quasi decernere et constituere.* (Gaius c. 2, § 164.)

76. On connaît deux sortes de crétion : la crétion vulgaire et la crétion continue; la formule employée par le testateur n'était pas la même pour les deux crétions, et les résultats par elles produits différaient sensiblement.

Heres Titius esto, cernitoque in centum diebus proximis quibus scies poterisque : quodni ita creveris, exheres esto. Telle était la formule employée par le testateur pour la crétion vulgaire. (Gai. C. 2, § 165).

La formule employée pour la *cretio continua* était de tous points semblable à la précédente : les seuls mots *quibus scies poterisque* étaient supprimés. (Gai. C. 2, § 171).

Quarum cretionum magna differentia est.

77. Dans la crétion vulgaire, le délai ne court pour l'héritier, que du jour où il a connu l'ouverture de la succession; et ne comprend que les jours pendant lesquels l'héritier a pu faire adition.

Dans la crétion continue, au contraire, part toujours de l'ouverture de la succession; que l'héritier l'ait ou non connue, qu'il soit institué purement et simplement ou sous condition, peu importe : le délai comprend tous les jours indistinctement, peu importe que l'héritier ait ou non pu faire adition.

La sévérité des principes admis dans la *cretio continua*, la fit tomber en désuétude, comme nous l'atteste Gaius; la *cretio vulgaris* était seule en usage. (Gai. C. 2, §§ 172-173).

78. L'héritier institué *cum cretione*, devait faire adition dans le délai à lui indiqué, et de la manière suivante : *Quod me Publius Mævius testamento suo heredem instituit, eam hereditatem adeo cernoque.* Et Gaius continue : *Quodsi ita non creverit, finito tempore cretionis, excluditur; nec quicquam proficit, si pro herede gerat, id est, si rebus hereditariis, tanquam heres utatur.* (Gaius, C. 2, § 166).

Le testateur était libre dans la fixation du délai : le terme de cent jours était le plus en usage; le testateur pouvait cependant l'augmenter ou le diminuer : *Longiùs tamen prætor coarctat.* (G. C. 2, § 170).

Le délai de cent jours, *tolerabile tempus*, est en général suffisant : l'héritier peut très-bien, au bout de ce temps, connaître et les forces et les charges de l'hérédité, et ne faire addition qu'en connaissance de cause.

La longueur de ce délai s'explique très bien par les deux considérations suivantes : les anciens tenaient beaucoup à l'observation des *sacra ;* ils voulaient que l'addition d'hérédité fût retardée le moins possible, afin d'abréger l'interruption des *sacra ;* il ne fallait pas non plus laisser trop longtemps les créanciers héréditaires dans l'incertitude sur l'héritier futur ; ils devaient connaître le plus tôt possible, *a quo suum consequerentur.* (G. C. 2, § 55).

79. Quand le testateur n'avait pas institué son héritier *cum cretione*, ou quand l'héritier externe arrivait *ab intestat*, le préteur fixait lui-même à l'héritier le délai pendant lequel il devait faire addition.

Mais, dans ce dernier cas, l'héritier répudiait-il avant l'expiration du délai, il en perdait par là le bénéfice, et ne pouvait plus faire addition.

Au contraire, tant que les délais de la crétion n'étaient pas expirés, l'héritier faisait valablement addition, eût-il déjà renoncé. (G. C. 2, §§ 168 et 169).

La *cretio*, comme toutes les institutions du vieux droit Romain, tendit à se simplifier, fut remplacée par le délai accordé par le préteur, et disparut complétement sous les empereurs Arcadius et Honorius. (Fr. 17, C. *jus. de jure deliberandi* 6-30).

La crétion disparue, il ne restait plus que deux manières de faire addition : une déclaration formelle de se porter héritier, un acte d'héritier.

B. Déclaration formelle de se porter héritier.

80. Toute solennité a disparu : la déclaration constatant la volonté de l'héritier constitue l'addition. Ainsi, l'appelé prend-il dans un acte la qualité d'héritier ? Interrogé, répond-il qu'il veut être héritier ? Cela suffit à la manifestation de sa volonté, et la qualité d'héritier lui est acquise.

C. Déclaration tacite de se porter héritier : acte d'héritier.

81. L'héritier externe fait addition d'hérédité, en manifestant tacitement son intention de se porter héritier ; en faisant un acte

que l'on ne puisse expliquer, qu'en supposant chez son auteur, la volonté de devenir héritier ; telle est la gestion d'hérédité.

Quels actes constituent la *pro herede gestio ?* « En général em- » porte adition, tout acte de nature à ne pouvoir être accompli » *que citrà jus et nomen heredis.* »

Les actes qui font ainsi acquérir l'hérédité à l'héritier externe, font perdre à l'héritier sien le bénéfice d'abstention.

82. Nous ne pouvons pas évidemment énumérer tous les actes qui, pour l'héritier externe, constituent la *pro herede gestio* : nous allons indiquer deux règles, qui nous serviront, un acte étant donné, à déterminer s'il emporte adition.

1o La *pro herede gestio est potius animi quam facti.* (Fr. 88), Paul. *De acquir. vel omit. her.* 20-2. (Fr. 20, *principi.* et 21 § 1, *eod. tit.*)

2o Tout acte qui ne pourra être fait que *citra jus et nomen heredis,* emportera adition d'hérédité.

Telles sont les deux règles qui nous guideront sûrement dans la détermination des actes d'héritier. Mais, pour les appliquer, nous devons faire une observation importante : comme l'adition d'hérédité emporte l'obligation de payer les dettes héréditaires, les legs imposés par le défunt, il ne faudra pas facilement déclarer l'adition. Ainsi, si le doute existait sur le point de savoir, en quelle qualité l'héritier a agi, s'il pouvait agir comme fils ou comme héritier, il faudrait déclarer dans le doute que l'acte n'emporte pas adition. (Fr. 47, 44-7, *de oblig. et act.* et Fr. 42, § 3, *de acquirendd vel omit. her.* 20-2).

83. Ces règles posées, nous allons examiner quelques hypothèses spéciales, prévues par les jurisconsultes Romains, et faire application des principes par nous posés.

La *pro herede gestio est potius animi quam facti :* on ne doit donc pas s'arrêter tant à l'acte lui-même qu'à l'intention de l'héritier présomptif.

Ainsi, l'héritier a possédé comme faisant partie de l'hérédité, la chose d'autrui ; a retenu comme chose héréditaire, la chose donnée en gage au défunt ; dans ces deux cas, sans s'arrêter au fait en lui-même, on ne doit pas hésiter à voir gestion d'hérédité. L'intention de l'héritier est ici manifeste et cela suffit : il aura fait adition et devra subir toutes les conséquences de son acte. (Fr. 88, *de acquir. vel omit. hered.* 20-2, et Fr. 21, § 1, *eod. tit.) Interdum autem animus solus eum obstringet hereditati : ut puta si re non hereditaria quasi heres usus sit.*

L'héritier *servos hereditarios pavit, jumenta aut pavit aut distraxit, œdes vel fundos locavit vel fulsit ;* ces actes emportent-ils adition d'hérédité ? Evidemment, s'ils sont faits avec intention de se porter héritier. Mais il a pu agir ainsi, il a pu faire ces actes, pour ne pas laisser périr les choses héréditaires : dans ce cas, on n'induira pas de ces actes l'adition d'hérédité, telle n'était pas son intention.

Dans le doute, appelé à se prononcer sur ces actes, on devrait décider qu'ils n'emportent pas adition.

84. L'acte qui ne peut pas être fait *citra jus et nomen heredis* emporte adition d'hérédité par gestion *pro herede*. Nous citerons pour exemple, les cas où l'héritier rapporte un bien à lui donné, où il demande le partage de la succession.

L'héritier seul, qui accepte une succession, doit rapporter ce qu'il a touché de cette succession ; or, s'il rapporte sans avoir fait adition, ne doit-on pas conclure qu'il fait une adition tacite ? Ne doit-on pas lui donner cette qualité d'héritier, sans laquelle il n'aurait pas pu rapporter ? De même, si l'héritier sans avoir fait adition intente l'action *familiæ erciscundæ*, il y aura adition tacite, son intention d'accepter ressort pleinement de l'acte qu'il a fait.

Par voie de conséquence, l'acte que l'on ne pouvait pas faire à titre d'héritier n'emporte pas adition : le Fr. 20, § 2 (20-%), est formel à cet égard ; l'héritier avait réclamé les *operæ* aux affranchis du défunt, avait-il géré *pro herede* ? Ulpien décide la négative : comme héritier externe, il n'avait aucun droit aux *operæ libertorum*, il ne pouvait pas en poursuivre le paiement, aux enfants seuls appartenait ce droit pour les *operæ futuræ*, aux créanciers pour les *operæ præteriti temporis*. Et par suite, l'héritier ne pouvait pas, par un acte de cette nature, faire adition d'hérédité.

Nous pourrions citer de nombreux exemples d'acte d'héritier, mais c'est toujours l'intention qu'il faudra examiner : ainsi, l'héritier a fait ensevelir le défunt, lui a fait rendre les honneurs funèbres, est-il héritier ? Il n'a pu agir ainsi que *pietatis causd*, par affection pour le défunt, sans vouloir pour cela acquérir une hérédité, quelquefois mauvaise, et subir toutes les chances de l'adition : dans ce cas, l'intention de se porter héritier manquant complétement, nous décidons que ces faits n'emportent pas adition.

85. Quand une succession s'ouvre, deux intérêts, tous deux recommandables, se trouvent en présence : l'héritier ne doit pas à la légère accepter la succession offerte, il doit connaître les dettes dont son adition le rendra débiteur, et les biens que l'hérédité lui pourra fournir. Les créanciers du défunt, les légataires, sont intéressés à ce que l'adition se fasse le plus promptement possible, *ut scirent a quo suum consequerentur.*

86. Dans l'ancien droit, le testateur fixait lui-même le délai à son héritier par la crétion ; à son défaut, le préteur fixait ce délai, qui, en général, ne pouvait être moindre que cent jours. *Itaque pauciores centum dierum non sunt dandi.* Fr. 2, (28-8), Paul, *de jure deliberandi).*

On pouvait même demander une prolongation du délai, si cent jours ne suffisaient pas. (Fr. 3). *Sed hoc impetrari non debet, nisi ex magnâ causâ.* (Fr. 4, cod. tit.)

Justinien donna pour délibérer un délai beaucoup plus long ; les juges peuvent accorder un délai de neuf mois, et l'empereur peut même accorder un an. (Cons. 22, § 13, C. Just. 6-50, *de jure deliberandi).*

87. Dans l'ancien droit, l'héritier qui n'avait pas fait adition, pendant le délai pour délibérer, était exclu de la succession, était renonçant. (G. C. 2, § 167, et Fr. 69 (29-2), *de acquir. vel omit. hered.)*

La position de l'héritier variait même, suivant que le délai était fixé par le testateur ou par le préteur. Dans le premier cas, l'expiration complète du délai écartait seule l'héritier ; après une renonciation, il pouvait toujours faire adition, pourvu que le délai ne fût pas expiré. Dans le second cas, la renonciation une fois faite faisait perdre à l'héritier le bénéfice du délai.

Justinien n'a pas maintenu ces effets au délai pour délibérer. Dans sa constitution 22, § 14, il assimile complètement l'héritier qui a fait adition, et celui qui a laissé passer le délai sans se prononcer : *Omnibus in solidum hereditariis oneribus teneatur.* Par là, Justinien voulait favoriser l'acceptation sous bénéfice d'inventaire.

DEUXIÈME PARTIE.

---

88. Dans l'ancien droit romain, l'héritier externe devait avoir fait adition pour transmettre à ses héritiers le droit héréditaire. Cette règle, absolue dans le principe, fut restreinte peu à peu au seul cas où l'héritier n'avait pas fait adition, bien qu'il le pût. Dans tous les cas nous apprend Papinien, il y avait lieu à une espèce de transmission par décret du préteur. Fr. 12 *Carboniano edicto* D. (37-10), fr. 2 *bonis libertorum* (38-2) D.

Les Constitutions impériales allèrent plus loin encore; et Justinien (loi 19 *de jure deliberandi* 6-30) décide que l'héritier qui meurt dans l'année de l'ouverture de la succession transmet à ses héritiers le droit de faire adition.

89. En raison pure, l'adition étant un fait particulier ne devrait produire d'effet qu'à partir du moment où elle a été accomplie; mais alors que deviendront les actes faits par les esclaves héréditaires, depuis la mort du défunt mais avant l'adition? Qui profitera des libéralités à eux faites? Les jurisconsultes romains voulu-ront que l'héritier futur pût recueillir les acquisitions des esclaves héréditaires, profiter des obligations par eux contractées.

L'adition, d'après les Sabiniens, a un effet rétroactif : elle est censée faite au moment de l'ouverture de la succession; frag. 54 *Florentinus* (29-2 Dig.) et 158 *Paulus de diversis regulis juris.* D'après cette théorie, l'héritier, l'adition faite, recueillera le profit de toutes les obligations contractées par les esclaves, recueillera toutes leurs acquisitions. Les stipulations faites en faveur de l'hé-ritier futur, par les esclaves héréditaires, produiront leur effet. Gaïus fr. 28, § 4, *de stipulatione servorum* (45-3); Modestin, fr. 58 *eod. titulo.*

Les Proculiens, au contraire, sans reconnaître à l'adition un effet rétroactif, posaient en principe que l'*hereditas sustinet per-*

sonam defuncti. D'après cette théorie, l'héritier profitera bien des acquisitions des esclaves; ces derniers acquièrent pour le défunt, et lui vient prendre tout le patrimoine du défunt. Mais, si un esclave héréditaire stipule pour l'héritier futur, la stipulation sera nulle; fr. 10 Dig. *de stipul. serv.* (45-3); fr. 27, § 10, *de pactis* (2-14) Dig.

Une hérédité s'ouvre-t-elle avant l'adition au profit d'une esclave héréditaire? D'après les Sabiniens, il faudra voir si le défunt avait la *factio testamenti* passive avec l'héritier; d'après les Proculiens si cette *testamenti factio* existait avec le *de cujus*.

Le principe admis par les Proculiens paraît avoir triomphé sous Justinien; nous le trouvons consacré à deux reprises dans ses *Institutes* (§ 2 inst.) *de heredibus instituendis* (2-14), *præmium de stipul. serv.* (3-17).

Pour apporter le plus de clarté possible dans l'étude des effets de l'adition d'hérédité, nous étudierons les effets vis-à-vis des créanciers héréditaires; vis-à-vis des légataires; des tiers détenteurs de l'hérédité; vis-à-vis des cohéritiers.

A) *Effets vis-à-vis des créanciers héréditaires.*

90. Par l'adition, l'héritier devient le continuateur de la personne du défunt; les deux patrimoines de l'héritier et du défunt, jusqu'ici séparés, se confondent d'une manière absolue; les créanciers de l'héritier acquièrent des droits sur les biens de la succession, et aussi les créanciers de la succession acquièrent les droits sur le patrimoine de l'héritier, deviennent les créanciers personnels de ce dernier.

91. Entre les patrimoines du défunt et de l'héritier la confusion est complète : voyons les effets de l'adition pour les cas où l'héritier et le *de cujus* se trouvaient entr'eux dans des rapports d'obligations. Suivant la nature d'obligation entre l'héritier et le *de cujus*, les effets de l'adition d'hérédité seront différents.

Fr. 95 § 2, *de solutionibus et liberationibus* (46-3) Papinianus.

Aditio hereditatis nonnunquam jure confundit obligationem : veluti si creditor debitoris, vel contrà debitor creditoris adierit hereditatem; pro solutione cedit, si forte creditor qui pupillo sine tutoris auctoritate, nummos crediderat, heres ei extiterit non enim quantò locupletior pupillus factus est, consequeretur, sed in solidum creditum suum ex hereditate retinet; aliquandò evenit ut inanis obligatio aditione hereditatis confirmetur, nam si heres, etc.

Ce texte de Papinien prévoit trois hypothèses différentes et examine les effets de l'adition d'hérédité, sur une obligation civile, sur une obligation naturelle et sur une obligation civile paralysée par une exception (*inanis*).

1er Cas. Il existait une obligation civile, pure et simple, entre le défunt et l'héritier ; aucune exception ne pouvait être invoquée par l'adition d'hérédité ; les deux patrimoines se confondent sur une même tête et nul ne pouvant être, à la fois, créancier et débiteur, *ipso jure tollitur obligatio.*

2me Cas. Une obligation naturelle existe entre l'héritier et le défunt, quel sera l'effet de l'adition d'hérédité ?

L'obligation naturelle est, on le sait, une obligation civile imparfaite ; on ne peut pas en exiger le paiement au moyen d'une action, mais le paiement, une fois fait, la répétition ne peut être demandée. L'exécution de l'obligation naturelle ne constitue pas une libéralité, mais au contraire un paiement véritable.

Si une obligation naturelle existe entre l'héritier et le défunt, l'adition ne fera pas disparaître *ipso jure* l'obligation, mais produira l'effet d'un paiement véritable (1).

_____

(1) Ce texte suppose que le pupille qui s'engage sans l'autorisation du tuteur, est tenu d'une obligation naturelle. (V. dans ce sens : Papinien, 28, § 1 (36-2). — Ulpien, 1, § 1 (46-2), *de novationibus,* 10, § 1 (39-5), *de donationibus.* — Paul, fr. 43, *de oblig, et act.* (44-7). D'autres textes, fr. 41, *Neratius, de condictione indebiti* (12-6). — Et fr. 60, *Licinius Ruffus* (44-7) décident que le pupille n'est pas même tenu naturellement de l'obligation par lui contractée.

Peut-on concilier ces décisions ? On l'a essayé : 1° Accurse et Doneau ont basé la conciliation sur la distinction des pupilles en *infantiæ* ou *pubertati proximi.* Dans le second cas il y aurait obligation naturelle, non dans le premier cas. Cette conciliation n'a pas de base dans les textes.

2° Cujas, suivi par Pothier, distingue si le pupille s'est ou non enrichi. Y a-t-il eu enrichissement, il y aura obligation naturelle. Cette conciliation ne peut pas être admise, en présence du sénatusconsulte d'Antonin Caracalla, qui donne contre le pupille enrichi une action

5ᵐᵉ Cas. L'adition d'hérédité rend efficace l'obligation civile paralysée par une exception. Et Papinien (fr. 95 § 2) nous en cite deux exemples :

a) Titius a rendu à Séius, en vertu du sénatus-consulte trébellien, l'hérédité à lui conférée ; il a cédé à Séius toutes les actions qu'il pouvait avoir contre les débiteurs du défunt ; et si les créanciers héréditaires le poursuivent, il les repoussera par l'exception *restitutæ hereditatis ;* ces derniers ne peuvent s'adresser qu'à Séius.

Titius devient l'héritier de Séius et fait adition d'hérédité. A partir de ce moment, poursuivi par les créanciers héréditaires, Titius ne pourra plus leur opposer l'exception *restitutæ hereditatis ;* que lui importe en effet d'être poursuivi comme héritier personnel, ou comme héritier de Séius ; le résultat est toujours le même, aussi ne peut-il plus opposer aux créanciers héréditaires l'exception *restitutæ hereditatis.*

b) Une femme a garanti la dette contractée par Titius poursuivie par le créancier, au profit duquel elle a cautionné ; elle se protègera par l'exception du sénatus-consulte Velléion ; la loi lui défendait de s'engager pour un tiers, son obligation était nulle. Que si elle devient héritière de Titius et accepte la succession, sa post-

---

utilis. Les corrections de Cujas de la loi 95, § 2 (46-3) sont contredites par les basiliques.

3° Vinnius, Ducaurroy et Puchta ont soutenu que la dette naturelle n'existait pas vis-à-vis du pupille non enrichi ; mais qu'elle existait vis-à-vis des tiers. Arg. fr. 127 (*Scævola* (46-1), Digeste.

4° M. Wangerow admet l'obligation naturelle du pupille, mais dans les cas prévus par la loi 41, *condic. indebit.* L'obligation naturelle était bien faible, puisque le créancier n'avait pas le droit de rétention : aussi a-t-on pu dire qu'il n'y avait pas réellement obligation naturelle. Cette conciliation n'a pas de base dans les textes qui ne distinguent pas.

5° M. Massol, *Obligations naturelles,* admet que le pupille s'oblige naturellement, quand il contracte sans l'autorisation du tuteur, mais qu'il ne s'engage pas même naturellement quand il aliène.

6° Nous admettons la contradiction entre ces textes : cette opinion a pour partisans, de Savigny et MM. Pellat, Demangeat et Macheland. Voici les progrès du Droit : d'abord le pupille n'était pas tenu, même quand il s'était enrichi. A partir d'Antonin le Pieux, il est tenu d'une *condictio utilis,* s'il s'est enrichi et, plus tard, on admet l'obligation naturelle dans tous les cas. Tel est le dernier état du Droit.

tion change; elle devient débitrice de la dette comme héritière de Titius; et si la créancier la poursuit, elle ne pourra plus opposer l'exception du sénatusconsulte Velléien, elle n'y a plus intérêt.

92. L'adition d'hérédité opère la confusion entre les patrimoines du défunt et de l'héritier ; nous avons donc à appliquer les règles relatives à la confusion. Ainsi quand les deux dettes ou créances seront *ejusdem potestatis*, l'adition ne produira pas d'effet, les deux créances ou les deux dettes subsisteront sur la tête de l'héritier. Par exemple, le défunt et l'héritier étaient créanciers ou débiteurs corrés; l'adition d'hérédité n'éteindra aucune dette, les deux dettes subsisteront sur la tête de l'héritier ; quelle dette en effet devrait s'éteindre? serait-ce celle de l'héritier, serait-ce celle dû défunt et pourquoi celle-ci plutôt que celle-là?

Ces deux actions continuent à subsister et donnent lieu à deux actions : l'intérêt pratique se montre clairement, quand l'une des deux créances ou dettes donne lieu à une exception.

93. Quand les deux dettes ou créances n'étaient pas *ejusdem potestatis*, de la même énergie, la plus légère disparait par l'adition d'hérédité. Par exemple : le défunt était débiteur principal et l'héritier fidéjusseur. L'obligation du fidéjusseur disparaîtra par l'adition d'hérédité, la créance principale subsistera seule.

Si le défunt n'était obligé que naturellement, l'obligation résultant de la fidéjussion subsisterait seule ; l'obligation civile produisant des effets plus complets que l'obligation naturelle.

Dans le cas d'une dette civile garantie par fidéjussion, l'adition faite par le fidéjusseur de la succession du débiteur principal, ne laisse subsister que la dette civile principale : cette décision ne laisse pas que de produire de grands effets, si l'on peut repousser la demande principale, par un moyen de défense propre au débiteur ; par exemple, la restitution pour cause de minorité. Nous devons faire remarquer que, pour qu'il en soit ainsi, le créancier ne doit pas avoir exigé la fidéjussion pour se couvrir de cette défense, mais pour n'avoir pas à souffrir de l'insolvabilité du débiteur principal.

94. L'héritier, par l'adition, devient débiteur personnel des dettes du défunt, et cela même sur son patrimoine.

Cette situation est dangereuse: l'héritier, par une adition faite à la légère, peut perdre toute sa fortune.

Les créanciers de la succession, si l'héritier est insolvable, verront concourir avec eux sur le patrimoine du *de cujus*, les créanciers personnels de l'héritier.

Pour parer à ces deux inconvénients furent créés les bénéfices d'inventaire et de séparation de patrimoines ; de la législation romaine ils ont passé dans notre droit français ; le temps qu'ils ont duré prouve surabondamment les avantages qu'ils présentent.

Ces deux institutions modifiant jusqu'à un certain point les effets de l'adition d'hérédité, nous devons en présenter l'exposé sommaire :

93. Le bénéfice d'inventaire : « est un avantage accordé à un » héritier externe, qui a inventorié la succession , d'empêcher la » confusion des patrimoines et de se soustraire au paiement des » dettes *ultra vires successionis.* »

L'héritier, sous Justinien, a donc trois partis à prendre : il peut accepter purement et simplement la succession ; il continue la personne du défunt et est tenu des dettes *ultra vires successionis.*

L'héritier peut répudier la succession à lui offerte ; il est alors complètement étranger à la succession. Il peut encore accepter sous bénéfice d'inventaire. Dans l'ancien droit romain nous trouvons une institution que nous devons mentionner, et qui nous semble avoir de grandes analogies avec le bénéfice d'inventaire ; l'héritier, quand il ne connaissait pas très-bien les forces de la succession, pouvait faire un concordat avec les créanciers de la succession, et leur promettre un dividende déterminé ; ces derniers acceptaient-ils, ils ne pouvaient, sous aucun prétexte, réclamer de l'héritier au-delà de la somme promise. L'héritier pouvait encore accepter la succession, sur le mandat des créanciers ; et ces derniers ne pouvaient jamais demander à l'héritier au-delà des forces de la succession.

On avait touché de bien près au bénéfice d'inventaire ; à Justinien revient l'honneur de son introduction dans la législation.

96. La principale condition , pour que l'héritier jouisse de ce bénéfice, est qu'il fasse inventaire.

Dans quel délai l'inventaire doit-il être fait ? Justinien veut qu'il soit commencé dans les trente jours, et terminé dans les soixante jours, à partir du moment où l'héritier a connu la délation de l'hérédité. A cet inventaire, l'héritier doit appeler les personnes intéressées, et la présence d'un officier public, le *tabularius.*

Justinien tenait beaucoup à cette institution ; aussi priva-t-il de

certains avantages les héritiers qui ne voudraient pas de ce bénéfice. L'héritier qui a demandé le *jus deliberandi*, est déchu du bénéfice d'inventaire et toujours tenu des dettes *ultra vires successionis*. L'héritier, qui n'a pas fait inventaire, ne pourra jamais
retenir la *quarte falcidie*.

97. Pendant le délai de soixante jours, donné à l'héritier pour
faire inventaire, les créanciers qui poursuivraient l'héritier, seraient repoussés par une exception dilatoire. C. 22, § 11 (6-30)
C. Justinien. Quand l'héritier a fait inventaire dans les délais, il
est héritier bénéficiaire ; il empêche la confusion de son patrimoine et de celui du défunt ; donc toutes les dettes ou créances,
qui existaient entre le défunt et l'héritier, continuent. C. 22 § 9
(6-30). Vis à vis des créanciers de la succession, l'héritier n'est
qu'un administrateur comptable et intéressé. Il doit leur rendre
compte de son administration, des biens de la succession, de leur
emploi, et n'est tenu vis-à-vis d'eux que de la *culpa levis in
concreto*.

98. L'adition d'hérédité entraîne confusion des patrimoines du
de cujus et de l'héritier et, comme conséquence, les créanciers de
l'héritier et ceux de la succession ont pour gage de leurs créances,
les biens de l'héritier grossis des biens du *de cujus*.

Ce résultat peut préjudicier outre mesure aux créanciers du *de
cujus* ; mais, par la demande de séparation des patrimoines, ils em-
pêchent les créanciers personnels de l'héritier de venir concourir
avec eux sur les biens de la succession. Ils veulent être traités
comme si le défunt n'était pas mort ; les biens du *de cujus* leur
serviront exclusivement de gage.

99. Le droit à la séparation des patrimoines devait être formellement demandé, et compétait à la masse des créanciers du défunt.
Fr. 1, § 1, Ulpien, *de separationibus* (42-6) Dig.

Les créanciers qui ont demandé la séparation des patrimoines
peuvent-ils, les biens de la succession épuisés, concourir avec les
créanciers de l'héritier, sur les biens personnels de l'héritier ?

Cette question, en droit romain, avait donné lieu à de grandes
controverses :

a) Paul décidait (fr. 5 42-6 *de separationibus*) que les créanciers ne pouvaient jamais recourir sur les biens de l'héritier, s'ils
avaient demandé la séparation des patrimoines : et en effet qu'ont-
ils voulu ? garder le *de cujus* pour débiteur, l'héritier ils n'ont pas

voulu l'accepter, tant pis pour eux, si les biens de la succession ne suffisent pas à payer leurs dettes.

b) Ulpien était, en principe, du même avis que Paul ; cependant, quand la séparation aura été demandée *temere*, il permet aux créanciers de revenir sur la séparation demandée, et de recourir sur les biens de l'héritier.

c) Papinien professait une opinion diamétralement opposée. Sans doute les créanciers du défunt ne peuvent pas concourir avec les créanciers de l'héritier, mais quand ces derniers ont été payés, pourquoi empêcher les créanciers du défunt de recourir sur les biens de l'héritier. Le droit français soulève une question identique ; les rédacteurs du Code Napoléon ne l'ont pas tranchée ; sous l'empire de notre législation, nous admettons l'opinion de Papinien.

Par la demande de séparation des patrimoines, qu'ont voulu les créanciers ? ne pas concourir avec les créanciers de l'héritier ; le but de la séparation des patrimoines est de venir au secours des créanciers du *de cujus* ; et cette demande suppose qu'il y a lutte entre deux masses de créanciers ; quand une des masses est écartée, il n'y a plus de raison pour maintenir les effets de la séparation des patrimoines.

Quand l'héritier a fait adition, il a contracté vis-à-vis des créanciers de la succession sur tous ses biens l'obligation de payer, même *ultra vires successionis*, les dettes du défunt : cette obligation ne peut pas être diminuée par le fait d'un tiers (demande en séparation) ; donc, les créanciers peuvent toujours recourir contre l'héritier et sur ces biens.

B) *Effets de l'adition vis-à-vis des légataires.*

100. L'adition d'hérédité produit aussi de grands effets, quant aux legs ; le paiement ne peut en être poursuivi qu'en vertu des dispositions testamentaires : tant que l'adition n'est pas intervenue, on ne sait pas encore si le testament produira son entier effet, et les légataires ne peuvent pas demander le paiement de leur legs.

Par l'adition seule, l'institué devient débiteur des legs. Examinons les droits des légataires, contre l'héritier qui a fait adition.

Le droit reconnu aux légataires contre l'héritier qui a fait adition n'a pas toujours été le même, il a varié suivant les époques.

101. Le mot *legatum* est souvent pris dans un sens général impropre, il signifie toute libéralité faite à cause de mort; fr. 87 Paul, *de legatis*, 30.

Dans un sens plus restreint, le mot *legatum* désigne, « la libé- » ralité faite par un testateur *verbis civilibus*. » Ulpien *Règles* (24-8).

Les jurisconsultes Modestin et Florentin nous donnent du legs une définition un peu différente, mais pas aussi complète. Modestinus, fr. 36 *de legatis* 2°; Florentinus, fr. 116 *de legatis* (30-1) Digeste.

Justinien définit le legs *donatio quædam a defuncto relicta*; cette notion est vicieuse, elle tend à faire confondre la donation, qui est un contrat, avec le legs dont le défunt a chargé l'héritier. On ajoute en général *ab herede præstanda*; nouvelle erreur; car les legs depuis ce prince sont confondus avec les *fidéicommis*.

Les legs présentent trois caractères généraux : 1° ils ne peuvent se faire que *legis modo*, exigent l'emploi de formules consacrées, de *verba civilia*; 2° ils supposent un testament auquel ils se rattachent; le testament est-il nul, *injustum*, *ruptum*, *destitutum*, les legs tombent avec lui; 3° les legs ne constituent jamais des modes d'acquérir à titre universel; acquéreurs à titre particulier des biens à eux donnés, les légataires ne sont jamais tenus des dettes de leur auteur; ils n'en répondent que jusqu'à concurrence de ce qu'ils ont reçu.

Les legs se distinguent de la donation à cause de mort : ils ne constituent qu'un acte unilatéral de la part du testateur; les donations à cause de mort exigent au contraire la participation du donataire pour accepter l'offre du donateur. Les legs ne se confondent pas non plus avec les *fidéicommis*; on peut signaler entre ces deux libéralités plusieurs différences très-importantes : on peut les résumer en disant, que tandis que le legs est soumis aux principes rigoureux du droit civil, le *fidéicommis* est soumis à des règles plus indulgentes, et n'exige aucune formalité particulière.

102. On distinguait plusieurs espèces de legs, suivant les formules établies par l'usage. Les effets produits variaient avec les formules employées; dans leur étude, nous diviserons l'ancien droit et le droit du bas-empire.

1° ANCIEN DROIT.

103. Dans l'ancien droit, on connaissait quatre espèces de legs : les legs *per vindicationem, per damnationem, sinendi modo, per præceptionem* (Gaius, c. 2 § 192). Ces legs différaient entr'eux par la forme, par les choses que l'on pouvait léguer, par les personnes à qui ces legs pouvaient être faits, par leurs effets.

A) *Des legs avant le sénatusconsulte Néronien.*

104. Le testateur, par le legs *per vindicationem*, se propose de transférer au légataire la propriété d'une chose. Le legs était *per vindicationem*, quand le testateur avait employé les formules suivantes : *Lucio Titio hominem Stichum do lego, vel ita sumito; sibi habeto; capito* (G. 2-193).

Dans ce legs, le testateur s'adresse directement au légataire et lui transfère la propriété de l'objet légué ; mais le légataire ne devient propriétaire *ex jure quiritium* qu'autant que l'adition a été faite par l'héritier institué.

105. D'après les Sabiniens (G. 2-195), dès le moment de l'adition, la propriété de l'objet légué passait au légataire, bien qu'il ignorât l'existence du legs. S'il venait à répudier le legs, la propriété disparaissait rétroactivement.

D'après les Proculiens au contraire la chose léguée n'appartenait au légataire qu'à partir du moment où il avait accepté le legs à lui fait ; la propriété n'appartenait pas cependant à l'héritier ; l'effet légué était considéré comme une *res nullius.*

Quelle opinion avait triomphé ? Gaius nous apprend que l'opinion des Proculiens avait été confirmée par un rescrit d'Antonin le Pieux (G. 2 § 195), et au digeste l'opinion des Sabiniens est adoptée par plusieurs jurisconsultes (Fr. 80 *de legatis* 2°).

Ce legs rendait propriétaire le légataire, et ce dernier pouvait : *vel ab herede, vel ab alio quocumque qui eam possidet, vindicare, id est intendere rem suam ex jure quiritium esse* (G. c. 2 § 194).

106. Le legs *per damnationem* était celui par lequel le testateur imposait à son héritier l'obligation de donner ou de faire quelque chose.

On léguait *per damnationem* de la manière suivante : *heres meus Stichum servum meum dare damnas esto* (G. 2-201), *dato, facito, heredem meum dare jubeo*. Ulpien *Règles* (24 § 4) : ce legs est, on le voit, une véritable condamnation, émanée du testateur contre l'héritier.

Au moyen de ce legs, le testateur pouvait donner sa chose, la chose de l'héritier, ou celle d'autrui ; ce legs pouvait avoir pour objet, un fait, une dation ; aussi, disait-on qu'il était *optimum jus legati* (G. 2 § 197).

Dès que l'adition était faite, ou dès l'arrivée de la condition si le legs était conditionnel, le légataire devenait créancier de l'héritier, et il pouvait réaliser sa créance par une *actio in personam*, civile, *in jus, et stricti juris :* c'était une *condictio*, que l'on appelait quelquefois *actio ex testamento*.

107. Par le legs *sinendi modo*, le testateur oblige son héritier à laisser le légataire prendre quelque objet dans son hérédité.

Heres meus damnas esto sinere Lucium Titium hominem Stichum sumere sibique habere (G. 2-209, Ulp. 24 § 5) : telle était la formule de ce legs. Le testateur, au moyen de ce legs, pouvait donner sa chose, ou celle de l'héritier, mais jamais la chose d'autrui.

Le légataire n'avait qu'une action personnelle contre l'héritier pour amener l'exécution du legs ; c'était l'*actio ex testamento*, par laquelle le légataire réclamait, *quidquid heredem ex testamento dare facere oportet* (G. 2 § 213).

Il ne faudrait pas admettre que l'héritier ne joue qu'un rôle purement passif, il doit faire son possible pour l'exécution du legs, livrer la propriété de l'objet légué, si cet objet est en sa possession (G. 2-214).

108. Le legs *per præceptionem* existe lorsque le testateur permet à un de ses héritiers de prendre avant le partage un certain objet de l'hérédité.

La formule de ce legs était : *Lucius Titius hominem Stichum præcipito* (G. 2-216). Les Sabiniens interprétaient ce legs, en s'attachant aux mots de la formule employée ; les Proculiens, au contraire, ne tenaient compte que de l'intention du testateur, et

déclaraient *per vindicationem*, le legs *per præceptionem* que l'on
n'aurait pas pu ainsi ramener à effet.

D'après les Sabiniens, le légataire devait nécessairement être
héritier ; d'après les Proculiens, au contraire, le legs *per præceptionem* était valable, même au profit d'un *extraneus* (G. 2-221).

Le légataire, d'après les Sabiniens, réalisera son legs, par l'action *familiæ erciscundæ* (G. 2-220) ; les Proculiens donnent la
même action au légataire, s'il est héritier ; mais lui accordent
l'action en revendication, s'il est *extraneus* (G. 2-221). C'est
cette dernière solution que confirma une constitution de l'empereur Adrien.

109. Le légataire ne pouvait donc pas toujours exercer la même
action : tantôt il avait la *rei vindicatio*, quand ce legs l'avait
rendu propriétaire (legs *per vindicationem* et *per præceptionem*) ;
tantôt il n'avait qu'une action personnelle contre l'héritier, quand
le legs ne lui procurait qu'un droit de créance (legs *per damnationem* et *sinendi modo*).

B) *Du sénatusconsulte Néronien.*

110. Le sénatusconsulte Néronien, ainsi appelé parce qu'il fut
fait sous le règne de l'empereur Néron, en l'an 64 de Jésus-Christ,
eut pour but de remédier à l'emploi abusif des formules (G.2-218).

A partir de ce moment, tout legs fait *minus aptis verbis* sera
réputé fait *optimo jure* (Ulpien *rég.* 24 § 11 a), c'est-à-dire produira les effets du legs *per damnationem*.

111. De là plusieurs conséquences :

1° Si le testateur a légué *per vindicationem* la chose d'autrui,
on suppose qu'il s'est trompé sur la formule, on validera le legs,
suivant le sénatus-consulte Néronien ; ce sera un legs *per damnationem*.

2° Une décision semblable valide, comme legs *per damnationem*, le legs de la chose d'autrui fait *sinendi modo*. — On ne
voit dans ces mots qu'une erreur de formule de la part du testateur.

3° Pour le legs *per præceptionem*, s'il est fait à un étranger,
il sera censé fait *per damnationem*, dans la théorie des Sabiniens
et des Proculiens.

2° LEGS SOUS LE BAS-EMPIRE.

112. En 339, l'un des fils de Constantin abolit les formules, C. 21 (6-27); pour faire un legs, il n'est plus nécessaire d'employer des *verba civilia*, mais les quatre espèces de legs n'en survivaient pas moins; et le droit du légataire n'était pas toujours le même; le testateur avait-il légué une chose faisant partie de son hérédité, le légataire pouvait exercer l'action en revendication. — Il ne pouvait exercer que l'action *ex testamento*, si le legs avait pour objet la chose d'autrui.

113. Justinien, par sa const. 1, au Code (643) et Inst. Jus. II-XX, *de legatis*, § 2, assimila tous les legs entre eux : il déclara qu'il n'y aurait qu'une seule espèce de legs, quelle que fût du reste la formule employée par le testateur; il décida même que, dans tous les cas, on pourrait en poursuivre la réalisation contre l'héritier, par l'action personnelle, la revendication, et l'action hypothécaire.

114. Cette solution de Justinien n'est pas vraie pour tous les cas; comment admettre, par exemple, que le légataire d'une *res aliena* pourra exercer la revendication ? Ce serait contraire à la nature même des choses et impossible par suite. Dans une seule hypothèse, le légataire aura le choix entre ces trois actions : lorsque le testateur aura condamné son héritier à livrer une chose faisant partie de l'hérédité.

L'action personnelle du légataire contre l'héritier a sa base, dans le quasi-contrat d'adition d'hérédité : en acceptant l'hérédité à lui offerte, l'héritier s'est engagé à payer toutes les charges résultant du testament, d'accomplir d'une manière complète la volonté du défunt.

L'action en revendication n'appartiendra pas toujours au légataire : il l'exercera seulement, quand le legs aura pour objet une chose de l'hérédité, de l'héritier.

115. L'héritier, en faisant adition, prend l'engagement d'exécuter les legs laissés par le défunt : pour en garantir le paiement, Justinien a constitué au profit des légataires une hypothèque tacite sur les biens de la succession.

L'utilité de cette innovation apparaît surtout quand il s'agit de legs de sommes d'argent; avant Justinien cependant les légataires n'étaient pas sans défense.

Papinien, fr. 4, § 1, *de separationibus* (42-6), leur reconnaît le droit de demander la séparation des patrimoines : les légataires écartent ainsi des biens de la succession les créanciers personnels de l'héritier, et s'il reste des biens, après le paiement de dettes héréditaires, seuls les légataires auront le droit de se les faire attribuer.

Sans s'arrêter à ces mesures, Justinien accorde une hypothèque aux légataires : dans les deux cas, le résultat est à peu près le même ; mais le point de vue auquel se place Justinien diffère de celui de Papinien.

Justinien suppose l'hypothèque tacite, constituée par le testateur au profit du légataire, sur les biens de la succession.

116. « In tantum et hypothecaria, unumquemque conveniri » volumus, in quantum personalis actio, adversus eum com-» petit. » Par l'action hypothécaire, le légataire ne pourra obtenir de l'héritier, que ce qu'il pourrait obtenir par l'action personnelle.

Au premier abord, cette solution paraît contraire au principe de l'indivisibilité de l'hypothèque, et cependant il n'en est rien.

117. Quand le testateur a constitué une hypothèque sur un de ses biens, le créancier, après la mort du *de cujus*, pourra très bien demander la créance intégrale à l'un des héritiers : l'hypothèque est indivisible, et la division de la dette ne peut pas faire changer sa nature, *et tota in toto*, et *tota in qualibet parte*.

Mais ici, qu'avons-nous ? L'hypothèque n'a pas pris naissance sur la tête du testateur, mais est née dans la personne des héritiers, et doit suivre le sort des créances qu'elle est destinée à garantir.

Soient deux héritiers, et un legs de 10,000 francs. Chaque héritier par l'adition devient débiteur personnel de la moitié du legs ; deux créances distinctes naissent au profit du légataire contre les héritiers : n'est-il pas naturel, conforme à tous les principes, à la nature même des choses, de déclarer que l'action hypothécaire donnée contre l'un des héritiers a le même objet que l'action personnelle donnée contre lui? L'hypothèque n'est-elle pas l'accessoire de la créance et peut-elle en dépasser la quotité?

Le légataire a donc, contre chacun des héritiers, une action personnelle de 5,000 francs ; il a pour garantir ces deux créances, deux actions hypothécaires chacune de 5,000 fr.

118. Notre droit français (1017, C. Nap.) paraît consacrer une solution toute différente : « Les héritiers sont tenus d'acquitter » personnellement les legs jusqu'au prorata de leur part et portion » dans la succession. — Hypothécairement pour le tout. »

Cependant, quand on considère de plus près la théorie romaine, on reconnaît bientôt que la différence entre les deux législations, n'est pas très considérable.

119. Prenons un exemple : le *de cujus* a laissé deux immeubles A et B ; deux héritiers, *Primus* et *Secundus*, et un légataire de 20,000 francs (Exemple de MM. Demangeat, t. 1, p. 730-731; t. 2, p. 525 ; Mâchelard, textes expliqués).

Le légataire a, contre l'héritier *Primus*, une créance de 10,000 francs, et pour garantie, une action hypothécaire, pour pareille somme, sur la part indivise des fonds A et B appartenant à *Primus*.

Le légataire a, contre *Secundus*, pareille créance de 10,000 francs, garantie par une action hypothécaire de 10,000 francs sur la part indivise, à lui appartenant dans les fonds A et B.

120. Tant que dure l'indivision, si les fonds A et B sont exploités en commun par les deux héritiers, le légataire ne peut demander à chacun d'eux par l'action hypothécaire, que le montant de l'action personnelle.

Si, au contraire, un seul des héritiers détient tous les immeubles de la succession, le légataire aura contre lui l'action hypothécaire, jusqu'à concurrence de sa dette personnelle (10,000 fr.); et il pourra exercer contre lui, comme tiers détenteur, l'action hypothécaire, qu'il avait contre le cohéritier ; ou ce qui revient au même, pour employer les termes de l'art. 1017, C. Nap., l'héritier détenteur des biens de la succession sera tenu des legs, personnellement pour sa part et portion, hypothécairement pour le tout.

121. Qu'arrivera-t-il après le partage, quelle sera la position des légataires, quelle sera la position des héritiers?

Entre les deux héritiers, les biens composant la succession ont été partagés. Le fonds A a été exclusivement attribué à *Primus*; le fonds B a composé la part de *Secundus*. Contre chacun des héritiers, *Primus* et *Secundus*, le légataire a toujours son action personnelle, jusqu'à concurrence de 10,000 francs.

Quid de l'action hypothécaire? *Primus* détient l'immeuble A; *Secundus* l'immeuble B; chacun des héritiers avait sur ces immeubles un droit de propriété indivis; par suite de l'*adjudicatio*, il y a eu une espèce d'échange entre les héritiers, et chacun d'eux a un droit exclusif sur l'un des immeubles.

Le partage n'a pas pu porter atteinte au droit du légataire; et ce dernier pourra poursuivre chaque héritier hypothécairement, jusqu'à concurrence de son action personnelle, et comme tiers détenteur de biens affectés au paiement de sa créance, jusqu'à concurrence de l'action personnelle du cohéritier.

Donc, pour nous servir encore des expressions de l'art. 1017, après le partage, chacun des héritiers peut être poursuivi, par le légataire personnellement, jusqu'à concurrence de sa part et portion, hypothécairement pour le tout.

122. Il ne faut pas cependant assimiler complétement les deux législations : l'héritier du droit français, poursuivi hypothécairement pour le paiement intégral des legs, n'a que deux partis à prendre : payer, sauf recours contre son cohéritier, ou délaisser les immeubles.

L'héritier du droit romain, après le partage, n'est pas soumis à une seule hypothèque ; mais, au contraire, à deux hypothèques distinctes : aussi, peut-il parfaitement payer le montant de sa dette personnelle, et délaisser la part indivise : l'héritier évitera ainsi dans une certaine mesure le paiement de la dette de son cohéritier (1).

En résumé donc : l'héritier, par l'adition, s'engage à exécuter le testament de son auteur, à payer les legs par lui laissés, et le légataire a à sa disposition trois actions : l'action personnelle, l'action en revendication, l'action hypothécaire. Le légataire, quoi qu'en dise Justinien, ne pourra que, dans certains cas, exercer à son choix ces trois actions, le plus souvent il ne pourra exercer que l'une d'entre elles.

_____

(1) Voir M. Machelard : *Textes sur les hypothèques en droit romain.*

c) *Effets de l'adition d'hérédité vis-à-vis des tiers détenteurs.*

123. L'héritier devenu par son adition, seul propriétaire de l'hérédité, peut revendiquer l'hérédité, comme *universitas juris*, entre les mains des tiers détenteurs, au moyen de la *petitio hereditatis*.

Cette action a été réglementée sous Adrien, et est devenue, sous Justinien, une action *bonæ fidei*.

L'héritier ne peut exercer contre les tiers détenteurs la *petitio hereditatis*, qu'à deux conditions : 1° de ne pas connaître les tiers détenteurs, cohéritiers de la succession ; 2° et que ces derniers possèdent *pro possessore* ou *pro herede*.

124. L'héritier qui fait adition, est devenu propriétaire de l'hérédité, et peut exercer, à son sujet, toutes les actions qui compètent au propriétaire d'une chose.

d) *Effets vis-à-vis des cohéritiers.*

125. Par l'adition d'hérédité, les héritiers deviennent les continuateurs de la personne du défunt, au prorata de la portion héréditaire.

Les créances et les dettes de la succession, en vertu d'une décision de la loi des Douze-Tables, se divisent de plein droit entre les héritiers.

Pour les autres biens, ils doivent les partager, en confiant ce soin à des arbitres, ou par l'exercice de l'action *familiæ erciscundæ* : jusqu'au partage, ils sont propriétaires indivis d'une même chose, d'une *communio*.

126. Chacun des héritiers a une vocation à la totalité de l'hérédité : si plusieurs viennent à l'hérédité, ils ont la même vocation, et le concours restreint pour chacun d'eux sa part : *concursu partes fiunt*.

Quand quelqu'un des cohéritiers vient à renoncer à la succession, on ne peut pas la recueillir, la part des cohéritiers s'accroît d'autant, et on dit qu'il y a alors *droit d'accroissement*.

127. Cette théorie a joué dans le droit romain un grand rôle, et nous devons en indiquer les principales règles.

Pour l'histoire du droit d'accroissement, nous diviserons le droit romain en trois périodes : la première, comprenant l'ancien droit, s'étendra jusqu'à Auguste, jusqu'à la promulgation des lois caducaires ; la seconde, partant de ce prince, embrassera tous les Empereurs romains : dans cette partie, nous verrons en vigueur les lois Julia et Papia Popæa, et aussi les restrictions qu'on apporta peu à peu à leur application ; la troisième et dernière période comprendra la législation de Justinien.

a) ANCIEN DROIT.

128. Comme nous l'indiquions tout-à-l'heure, l'accroissement suppose, au profit de plusieurs personnes, la vocation à la totalité de l'hérédité. Mais ces droits de chacun des héritiers étant rivaux, doivent trouver leur limite dans le droit d'autrui : si tous viennent à l'hérédité, *partes concursu fiunt.* L'un d'eux ou plusieurs venant à manquer, la masse à partager étant toujours la même, et le nombre des partageants ayant diminué, la part de chacun augmentera dans une certaine proportion, et pourra même comprendre l'hérédité entière, si tous les cohéritiers venaient à manquer.

129. L'application des règles de l'accroissement n'est pas toujours la même; distinguons plusieurs hypothèses :

1° Le testateur a institué pour le tout deux ou plusieurs personnes : ces héritiers ne peuvent pas avoir chacun l'hérédité ; aussi leur concours déterminera leurs parts. Plus le nombre de défaillants sera considérable, plus s'accroîtra la portion de chaque appelé.

2° Le testateur a institué plusieurs héritiers et a désigné leurs parts respectives : a-t-il dépassé dans cette énumération la totalité de l'hérédité, les parts de chacun seront réduites; au contraire, n'a-t-il pas ainsi compris toute son hérédité, on attribuera à chacun des héritiers, la part à lui laissée par le testateur; mais,

nul ne pouvant mourir partie *testat*, partie *intestat*, on attribuera
le restant de l'hérédité à tous les héritiers et cela par portions
égales.

5° Voici une hypothèse plus intéressante à laquelle s'appliquent
les règles d'accroissement :

Titius, le testateur, a divisé son hérédité en plusieurs parts, et
à chacune de ses parts a appelé un ou plusieurs héritiers, comment appliquer les règles de l'accroissement ?

« *Primus* heres esto ex dimidiâ, ex alterâ heredes sunto *Secundus* et *Tertius*. » Tel est le testament de Titius, *Tertius* vient à
manquer, que décider ?

Le testateur a appelé à une partie de l'hérédité *Tertius* et
Secundus ; ces deux héritiers ne font dans sa pensée qu'une même
personne ; chacun d'eux a une vocation absolue à la part attribuée :
aussi, tant que l'un de ces deux héritiers viendra à la succession,
il n'y aura pas défaillance, et il partagera la succession avec
Primus.

150. De là nous pouvons tirer les principales règles du droit
d'accroissement. — On appelle *conjuncti re* ceux qui ont une
vocation solidaire à une même chose.

Tant qu'il viendra à la succession quelqu'un des *conjuncti*, nul
ne pourra élever de prétention sur la part des *conjuncti* : le *con-
junctus* venant à la succession, la prendra toute entière.

151. La *conjunctio* ne peut pas être douteuse, quand les institués seront appelés à la même chose et par une même disposition
(*re et verbis*) ; fr. 152, Paul (50, 17). Digeste *de diversis regulis
juris*.

La *conjunctio* existera encore, quand, séparés par les paroles,
les institués auront droit à la même chose (*re tantum conjuncti*),
fr. 142 (50-17). Paul, fr. 15 (28-5) *de hered. instit*. Dig. Ulpion.

Les *conjuncti verbis tantum* n'avaient aucun droit exclusif à
l'accroissement : qu'importe que le testateur ait désigné les institués dans une même phrase, quand la part à leur revenir est
clairement indiquée. (Fr. 66, *de hered. instit.* (28-5).

152. L'adition comprenait toute l'hérédité, et non pas seulement la part à laquelle on était appelé : aussi, dans les cas d'accroissement, l'héritier ne pouvait-il pas répudier la part dérivant
de l'accroissement, pour s'en tenir à sa part héréditaire : *invito
heredi pars adcrescit* (Fr. 57, § 1 (29-2). Digesto.

De même, l'accroissement n'opère pas au profit de telle ou telle personne, mais au contraire au profit de certaines portions héréditaires : *portioni portio adcrescit*. (Fr. 26, § 1 (35-1) Digeste. Peu importe que l'héritier soit mort avant l'ouverture du droit d'accroissement : *portioni portio adcrescit*.

Cependant, il ne faudrait pas prendre ce principe général trop à la lettre ; nous devons signaler quelques hypothèses particulières où il a été laissé de côté.

De deux héritiers externes, qui ont accepté, l'un se fait restituer contre son adition ; dans ce cas, l'accroissement n'aura pas lieu *ipso jure* ; le cohéritier resté seul gardera sa portion, et les créanciers héréditaires seront envoyés en possession de la part de l'autre héritier. (Fr. 61, Macer, *de acquir. vel omit. hered.* (29-2).

De même, dans le cas d'abstention de l'héritier sien en concours avec un autre héritier.

Pourquoi ces décisions ? Le préteur, par sa restitution, cherche à réparer une injustice et une erreur ; mais s'il suivait les règles du droit civil, s'il appliquait les règles de l'accroissement forcé, il commettrait une injustice, et s'écarterait des règles de l'équité.

L'accroissement cependant, dans ces hypothèses, ne sera pas toujours facultatif : si l'héritier a connu la restitution en entier, l'abstention de son cohéritier, son adition produira son effet, et l'accroissement aura lieu *invito* et *ipso jure*. (Fr. 38, Ulpianus, *de acquir. vel omit. her.* (29-2).

D'après Marcien, fr. 55 (29-2), Dig. *de acquir. vel omit. hered.* et dans ces mêmes hypothèses, on laissait le choix aux héritiers acceptants d'opter pour l'acceptation totale, ou pour la renonciation totale.

Que faut-il décider des charges ? l'accroissement se fait-il avec les charges primitivement imposées, ou *sine onere*? Les jurisconsultes romains avaient suivi une distinction : les charges sont-elles imposées à l'hérédité, elles survivront à l'accroissement ; sont-elles imposées à l'héritier, l'accroissement les fera disparaître.

Tel était l'ancien accroissement romain, telles étaient ses règles ; les lois Julia et Papia Poppæa vinrent modifier étrangement cet état de choses, sinon le faire disparaître.

b) LOIS CADUCAIRES.

133. Les lois rendues sous Auguste avaient pour but d'exciter les citoyens romains à contracter mariage et de garnir le trésor public : aussi, frappaient-elles de peines sévères le célibat, récompensaient-elles les *patres* ; et si les parents ne voulaient pas user de leurs priviléges, le fisc les remplaçait. « Incitandis cœlibum » pœnis, augendo œrario ; ut si a privilegiis parentum cesaretur, » velut parens omnium populus vacantia teneret. (III, 25-28, *Annales*, Tacite).

134. Ces lois ne s'appliquaient qu'aux successions testamentaires et non pas aux successions *ab intestat ;* les règles du droit d'accroissement subsistaient pour ces derniers. De plus, quand il n'y avait qu'un institué testamentaire, s'il renonçait à la succession ou n'y venait pas, la succession *ab intestat* seule profitait de sa défaillance. — Cet institué pouvait même faire adition avant l'ouverture des tables du testament.

A ces exceptions près, les lois Julia et Papia Poppæa avaient établi des règles assez compliquées, que nous allons étudier, en indiquant seulement les points principaux.

135. Les lois avaient modifié pour les citoyens romains la capacité de recevoir : tandis qu'elles frappaient d'incapacité partielle ou totale les *orbi* et les *cælibes*, elles récompensaient les citoyens romains, *patres*.

Voici les cinq catégories d'héritiers d'après leur capacité : ᛁ

1º Les célibataires étaient privés de tout droit à l'hérédité, Gaius, C. 2, § 286 (loi Julia). — Les célibataires ne sont pas seulement ceux qui n'ont pas contracté mariage, mais encore les citoyens romains divorcés, et les gens qui ne se sont pas conformés aux règles de *ritu nuptiarum*, sont rangés dans cette catégorie.

2º Les *orbi* sont privés de la moitié de leur part (loi Papia Poppæa). Gaius, C. 2, § 286. — L'*orbus* est le citoyen romain sans enfants.

136. Si on avait appliqué à ces deux classes d'incapables les règles de la *factio testamenti*, on serait arrivé à cette conséquence que les citoyens romains, *cælibes* ou *orbi*, au moment de la con-

fection du testament, auraient été définitivement incapables de recevoir. Les lois caducaires n'allèrent pas jusque-là ; et, laissant subsister pour eux la *testamenti factio*, elles décidèrent qu'ils n'auraient pas le *jus capiendi*. — Si donc les *cœlibes* ou *orbi*, au moment du décès ou dans les cent jours qui suivent l'ouverture du testament, ont purgé le vice qui les rendait incapables de recevoir, ils n'encourront pas les peines des lois caducaires.

A un autre point de vue, les dispositions qui tombent parce que l'appelé n'avait pas la *testamenti factio*, sont *pro non scripta* : et on leur applique les lois de l'accroissement. S'il ne manque à l'appelé que le *jus capiendi*, les dispositions sont caduques, et on applique la législation des lois caducaires.

3° Dans tous les cas, on ne pouvait pas appliquer les règles relatives aux *cœlibes* et aux *orbi* ; dans le cas d'impossibilité naturelle, s'il s'agissait d'enfants non encore pubères. — Dans d'autres cas, le degré de parenté avec le défunt conseillait de se relâcher de ses rigueurs : alors on permettait aux appelés, bien que *cœlibes* ou *orbi*, de prendre la part à laquelle ils étaient appelés. — On les disait *solidi capaces*.

4° Les personnes parentes en ligne directe avec le défunt, jusqu'au quatrième degré, étaient dans une position encore plus favorable ; conservant la portion à laquelle le testateur les appelait, elles avaient encore le *jus antiquum*, c'est-à-dire profitaient du droit d'accroissement, tel que le réglait l'ancienne jurisprudence.

157. Le droit d'accroissement a-t-il lieu seulement dans les cas prévus par l'ancienne législation ? ou encore dans les cas de défaillance prévus par les lois caducaires ?

Cette question est très controversée : elle a partagé et partage encore les savants ; sans entrer dans la discussion, nous voulons indiquer la solution à laquelle nous nous rattachons.

Les lois caducaires attribuent aux *patres* les parts dont elles privent les célibataires et les *orbi* ; ne serait-il pas bizarre d'attribuer une portion de ces peines aux personnes en faveur desquelles on n'a conservé que le *jus antiquum* ? ne serait-ce pas leur attribuer une portion du *jus caduca vindicandi* ? Pour nous, nous voyons une opposition constante entre le *jus antiquum* et le *jus caduca vindicandi* : les *patres* profiteront seuls de la défaillance occasionnée par les lois caducaires ; les personnes en faveur desquelles on a conservé le *jus antiquum* profiteront seules des parts défaillantes, par application des règles de l'ancien droit.

8° Enfin, nous trouvons les *patres* : la loi récompense leur paternité et leur attribue les parts défaillantes, par application des lois caducaires. « Liberos habentibus præmia adcrescit. » (Dion Cassius, XVI, C. X).

Les *patres* profiteront seuls des parts vacantes par suite des lois caducaires, mais ne pourront élever aucune prétention sur les parts vacantes par suite des règles de l'ancien droit, à moins cependant que leur portion ne leur donnât le *jus antiquum* (parents au 4° degré du défunt). La qualité de *patres* ne peut leur occasionner aucun préjudice.

158. Sous les lois caducaires, nous trouvons trois sortes de dispositions : les dispositions *pro non scriptis* (Dig., liv. 54, tit. 8). Pour ces dispositions l'ancienne loi subsiste, et les règles du droit d'accroissement conservent leur empire.

Les dispositions *in causá caduci*, ce sont celles dont la défaillance arrive durant la vie du testateur.

Le *caducum* est la disposition valablement faite *ab initio*, et que le destinataire ne peut pas recueillir pour quelque cause que ce soit. (§ 24, tit. 4, Ulpien, *Règles*).

Les *patres* avaient le *jus caduca vindicandi*, mais ce droit n'était qu'une faveur pour eux : y renonçaient-ils, le droit d'accroissement avait lieu et au profit des personnes qui avaient le *jus antiquum*.

150. Cette législation n'est pas la législation des lois Julia et Papia Poppæa : les dispositions de ces dernières lois ne nous sont pas connues ; peu après leur promulgation, elles subirent des changements importants. (Tacite, *Annales*, III, 28. *Exsoluti plerique legis nexus*.) : c'est le produit de cette réforme que nous avons exposé.

Les empereurs qui suivirent Auguste achevèrent de détruire complètement la législation caducaire.

Constantin (320 J. C.) enlève les peines du célibat et de l'*orbitas*.

Justinien achève leur destruction.

c) LÉGISLATION DE JUSTINIEN.

140. A partir de ce prince, pour faire adition on n'a pas besoin d'attendre l'*apertura tabularum*.

L'accroissement est rétabli, il est forcé. Voici, d'après M. Wangerow, la règle à suivre pour déterminer qui profitera de l'accroissement : « On doit faire abstraction de la mention portée au » testament à l'égard de l'institué ; il est naturel de supposer que » si le testateur avait pu prévoir la défaillance qui se produit, il » aurait grossi, de tout ce qu'il a employé à gratifier le défaillant, » la part de celui ou de ceux qu'il n'a réduit que pour former le » contingent à celui qui manque. » (V. Mâchelard, *De l'Accroissement*).

Sous Justinien, les dispositions *pro non scripta* accroissent *sine onere*, les autres dispositions *cum onere*.

141. Telles sont les règles générales du droit d'accroissement : nous n'avons pas cru pouvoir nous dispenser de les indiquer.

ANCIEN DROIT FRANÇAIS.

DE LA SAISINE HÉRÉDITAIRE.

1. La succession constitue une transmission de biens d'une personne morte, au profit d'une personne vivante : on doit donc distinguer avec soin trois périodes : l'ouverture du droit, l'acquisition au profit de l'appelé, la mise en possession de ce même droit.

2. En droit romain, nous l'avons vu, toujours il fallait distinguer la mise en possession du droit, l'acquisition et l'ouverture. L'acquisition et l'ouverture se plaçaient au moment du décès pour les héritiers siens et nécessaires. Pour l'héritier externe, au contraire, l'ouverture et l'acquisition du droit n'avaient pas lieu à la même époque : l'ouverture au moment même du décès du *de cujus* ; l'acquisition au moment de l'adition de l'hérédité seulement. Et telle était la principale différence entre les héritiers volontaires et les héritiers nécessaires.

3. Pour la mise en possession du droit héréditaire lui-même, des choses qui composaient l'hérédité, les jurisconsultes romains appliquaient les règles générales en matière de possession. L'héritier, quel qu'il fût, devait se mettre en possession des choses héréditaires, pour pouvoir invoquer vis-à-vis des tiers possesseurs les interdits possessoires.

4. En droit français, nous trouvons d'autres principes. La succession s'ouvre toujours au décès même du *de cujus* ; l'acquisition

du droit héréditaire se place aussi à cette même époque, quel que soit le titre des héritiers appelés à la succession.

5. Les héritiers en droit français sont tous volontaires : c'est-à-dire que tous ont la faculté de renoncer à la succession qui leur est offerte ; tel est le sens et la portée de notre adage coutumier : Il n'est héritier qui ne veut.

6. Les règles du droit français diffèrent du droit romain, surtout en ce qui touche la mise en possession des choses de l'hérédité : à Rome, l'héritier ne pouvait invoquer la possession des choses héréditaires qu'après l'avoir acquise, conformément aux règles générales du droit romain. En France, au contraire, la loi investit elle-même de la possession les héritiers qu'elle appelle à une succession : telle est la saisine.

La loi n'accorde pas cette faveur à tous les héritiers indistinctement : les héritiers légitimes en jouissent seuls ; les héritiers irréguliers n'ont pas cette prérogative : ils doivent demander l'envoi en possession des biens héréditaires.

7. Les avantages que la saisine procure à l'héritier saisi vont apparaître d'une façon frappante dans l'hypothèse suivante :

Le *de cujus* avait, quelque temps avant son décès, perdu la possession d'un de ses immeubles : son héritier ne pourra pas intenter contre ce tiers les actions possessoires. Que pourrait-il réclamer ? la possession, il ne l'a jamais perdue. Combien préférable cependant ne serait pas la position du *de cujus* s'il vivait encore : il pourrait se faire restituer la possession dont on l'aurait violemment dépouillé.

La saisine permet à l'héritier d'invoquer la possession de son auteur, ou plutôt continue la possession de l'auteur dans la personne de l'héritier : de sorte que, dans cette hypothèse, ce dernier pourra parfaitement intenter contre le tiers les actions possessoires; dans le système romain, il n'avait à son service que les actions pétitoires.

8. Nous apercevons encore les avantages de la saisine dans le cas où un tiers s'est emparé des biens héréditaires, entre le moment de l'ouverture de la succession et l'acceptation de l'héritier : contre ce tiers, l'héritier, dans le système romain, ne peut intenter que les actions pétitoires, il n'a pas à son service les interdits possessoires : la possession, il ne l'a pas perdue. Dans le système de la saisine au contraire, et dans cette hypothèse, l'héritier

pourra intenter contre le tiers détenteur les actions possessoires : il est censé continuer la possession de son auteur. La saisine confère encore à l'héritier l'exercice immédiat des actions héréditaires, sans qu'il soit nécessaire d'un acte quelconque de sa part.

9. Telle est la saisine envisagée d'un point de vue général : nous avons cru nécessaire cette exposition, avant d'entrer dans l'exposé de la matière. Nous n'avons pas dans ce travail la prétention d'étudier la saisine dans tous ses développements, de montrer par quelles voies successives cette institution a passé : ce travail serait au-dessus de nos forces. Nous bornerons nos recherches à la saisine héréditaire proprement dite ; nous suivrons les divisions suivantes : nature et origine de la saisine héréditaire ; à quelles personnes, et sur quels biens la loi l'accorde ; quels sont ses effets.

SECTION PREMIÈRE.

NATURE ET ORIGINE DE LA SAISINE HÉRÉDITAIRE.

1. Le Code Napoléon a consacré le principe de la saisine héréditaire dans les termes suivants :

Art. 724. « Les héritiers légitimes sont saisis de plein droit des » biens, droits et actions du défunt, sous l'obligation d'acquitter » toutes les charges de la succession : les enfants naturels, l'époux » survivant et l'Etat, doivent se faire envoyer en possession par » justice dans les formes qui seront déterminées. »

2. L'homme n'arrive pas du premier coup à la perfection : ses œuvres sont toujours imparfaites ; et le rôle de ses successeurs est de modifier, en les améliorant, les institutions qu'il a reçues de ses pères. Aussi, ne faut-il pas s'attendre à retrouver dans notre ancien droit ou dans le droit romain, un principe complétement analogue à notre saisine héréditaire. Le germe pourra se rencontrer dans ces législations primitives, mais combien de changements n'aurons-nous pas à indiquer dans le développement de cette institution, avant d'arriver au principe du Code Napoléon. Et ce principe lui-même, tel que notre législation actuelle le formule,

5

est-il la dernière expression de la vérité ? qui pourrait l'affirmer ? il suffit aux besoins de la pratique actuelle, mais demain de nouveaux besoins pourront naître, de nouvelles situations pourront se présenter, et les modifications viendront pour le mettre en rapport avec le nouvel état de choses. Tel est le sort des institutions humaines de se modifier sans cesse en présence de besoins nouveaux et se rapprocher de plus en plus de la perfection.

5. Le Code Napoléon a emprunté la saisine héréditaire à notre ancien droit coutumier. Dans cette législation, ce principe était exprimé par la maxime si énergique et si française : le mort saisit le vif. D'où notre législation coutumière avait-elle tiré ce principe ? l'avait-elle emprunté aux jurisconsultes romains, ou bien à la législation des peuples barbares ?

4. La saisine héréditaire vient-elle du droit romain ? De grandes autorités l'ont soutenu : d'après ces auteurs, les légistes du moyen âge avaient mal interprété certains textes des jurisconsultes romains, et leur fausse interprétation avait donné lieu à notre maxime coutumière, le mort saisit le vif.

Ce n'est pas encore le moment de réfuter expressément cette théorie. Mais, qui déjà n'en voit pas l'étrangeté ? La saisine consacre des effets que le droit romain n'a jamais connus ; contrarie visiblement les principes formellement consacrés par cette législation. Pour continuer à soutenir l'origine romaine de la saisine, ne faudrait-il pas ne trouver dans aucune autre législation des principes qui aient pu lui donner naissance ?

En est-il ainsi ? Examinons les principes du droit germanique, voyons la législation, les institutions de ces peuplades primitives qui vinrent s'établir en Gaule. Etudions de près le caractère qu'elles nous présentent, et voyons si nous ne trouverons pas là le berceau de notre institution.

5. La saisine est tout-à-fait conforme aux mœurs germaines, aux institutions de ce peuple. Etudions, en effet, l'organisation de la famille, et le rôle que la propriété jouait chez ces peuples.

6. Au commencement des sociétés, quand le pouvoir social ne s'est pas encore constitué, la famille nous apparaît seule : autour de son chef viennent se ranger tous les membres de la famille ; ils se promettent mutuellement aide et assistance ; l'injure faite à l'un des membres, ils l'envisageront comme s'adressant à la famille entière ; et aussi, si l'un des membres vient à commettre un

mésait, la famille entière devra répondre des actes de ce membre.

« Suscipere tam inimicitias seu patris, seu propinqui , quam » amicitias, necesse est, » nous dit Tacite (Germ. o. 21) résumant avec sa concision habituelle, les droits et les devoirs des membres de la famille.

7. Dans le principe, c'était à la voie des armes qu'ils demandaient la réparation des injures à eux faites : la vengeance privée fut leur premier essai de droit pénal. Au lieu de laver dans le sang l'injure reçue, ne vaudrait-il pas mieux convenir de gré à gré d'une réparation ? Les deux familles de l'offenseur et de l'offensé, ne pourraient-elles pas s'entendre, fixer à l'amiable le montant de cette réparation? telle fut l'origine et le fondement des compositions. Nous les retrouvons dans toutes les institutions des peuples d'origine germanique ou plutôt, on doit forcément les rencontrer chez tous les peuples encore à l'état barbare (1).

La composition n'est donc que le rachat de la vengeance privée : elle est fixée de gré à gré par les deux familles de l'offenseur et de l'offensé, peut toujours être refusée par elles, si elles préfèrent la voie des armes.

8. La composition bientôt prend un nouveau caractère ; le pouvoir social a grandi, est devenu plus fort, il peut mieux imposer sa volonté : il fixe lui-même la composition ; les partis ne sont plus libres de l'accepter ou de la refuser ; et le pouvoir social viendra même prendre une partie de cette composition. « Pars » mulctæ regi vel civitati, pars ipsi qui vindicatur vel propinquis » ejus exsolvitur. » (Tacite, Germ. c. 12).

Les compositions dans le principe comprenaient des troupeaux, des fruits, seules propriétés de ces peuples sauvages, et plus tard purent être payées en argent.

« Sed et levioribus delictis pro modo pœna : equorum peco- » rumque numero convicti mulctantur. (Tacite, Germ. c. 12). « Luitur enim etiam homicidium certo armentorum ac pecorum » numero. » (C. 21.)

Dans le cas où la composition n'était pas payée par la partie coupable, le droit de vengeance s'exerçait, et l'injure trouvait sa réparation dans les armes.

_____

(1) Robertson, *Hist. of America*, book. IV.

9. « Le bon sens exigeait que les parents, qui prêtaient leur
» assistance à l'accomplissement de la vengeance, lorsqu'ils appar-
» tenaient à la famille de la victime, ou qui en souffraient quand
» ils tenaient par les liens du sang au coupable, dussent néces-
» sairement contribuer ou participer aux compositions quand
» elles remplacèrent la vengeance. » (Kœnigswarter, *Revue de
législation*, t. 19.)

Et Tacite vient parfaitement confirmer cette solution : « nec
» implacabiles durant.......: recipitque satisfactionem universa
» domus. » (Tacito, Germ. c. 21.)

10. Ces devoirs de famille n'étaient pas imposés irrévocablement à tous les membres d'une même famille. On pouvait s'en
affranchir, au moyen de certaines formalités solennelles, dont la
loi salique nous conserve le détail, dans le titre 65 : *de eo qui se
de parentillâ tollere vult*.

Par cette émancipation, le membre perdait tout droit à la composition, due pour injure faite à l'un des membres de la famille ;
et ne devait rien payer à l'offensé, quand un membre de sa famille
avait commis un méfait. (T. 63, § 2.) « Et si posteà aliquis de
» parentibus suis aut moritur aut occiditur, nihil ad eum de ejus
» hereditate, vel de compositione pertineat. » (§ 3.) « Si autem
» ille occiditur aut moritur, compositio aut hereditas ejus non
» ad heredes ejus , sed ad fiscum pertineat, aut cui fiscus dare
» voluerit. »

11. L'organisation de la propriété foncière chez les Germains
présente un caractère spécial : les Germains ne semblaient avoir
connu qu'une propriété collective. Et cela se comprend très-bien :
les familles entières s'emparaient d'étendues de terres considérables, les défendaient en commun, partageaient les fruits que leur
travail avait fait produire : n'était-il pas juste que chacun des
membres eût un droit indivis à la propriété de la chose, un droit
que rien ne pouvait leur faire perdre ? aussi, si le chef de famille
voulait se défaire de sa propriété, l'aliéner, le consentement de la
famille était nécessaire : ses membres en effet étaient aussi copro-
priétaires de la chose possédée.

12. La propriété, en Germanie, n'avait pas seulement une
valeur individuelle et de droit privé, mais encore une valeur générale et de droit public ; la terre répondait à la commune de la

bonne conduite des possesseurs, et servait au paiement des compositions que le chef de famille pouvait avoir à payer.

Si le chef de famille venait à mourir, chacun des membres venait prendre sa part du patrimoine commun et répondait sur ce bien des amendes et compositions encourues par un des membres de la famille.

13. A cause des caractères particuliers que présentait chez les Germains la propriété territoriale, à cause des obligations qu'imposait au possesseur la possession du sol, on voulut rendre les transmissions de propriété aussi publiques que possible, les porter à la connaissance de toutes les personnes intéressées.

La propriété se transférait, au moyen de solennités symboliques, par des cérémonies publiques, auxquelles la famille du vendeur devait intervenir pour donner son consentement ou bien encore par des traditions publiques, en présence du magistrat(1).

14. Quand le chef de famille venait à mourir, la saisine aurait eu un moment d'interruption ; l'ensaisinement par tradition symbolique n'avait pas eu lieu, les parents n'étaient pas saisis des biens du défunt. Le droit germanique s'éleva alors à une fiction ; le chef de famille en mourant sera censé avoir ensaisiné les héritiers ; sur eux maintenant pèseront les obligations qui, jusqu'ici, n'avaient pesé que sur le chef de famille, et aussi pourront-ils exercer les droits que le chef de famille avait seul à exercer. Le plus proche parent avait la saisine, car il en supportait les charges (Miroir de Saxe, I-33.)

De même, si le chef de famille devenait infirme, c'était le parent le plus rapproché en degré, qui prenait la saisine ; *proximus gradus in possessione*, nous dit Tacite. (Germ. XX.)

Cet usage germanique passa dans notre vieux droit français. Nous en trouvons la démonstration certaine dans certains passages des *Olim.*, et dans les *Etablissements de Saint-Louis* « Il usages.... » si est tel que li mort sesit le vif. »

15. Que pouvait être la saisine sous cette législation ? quelles règles devait-on appliquer ? voilà ce qu'il nous reste à déterminer.

1° A l'héritier appartient la saisine ; dans une législation où la

---

(1) Nous trouvons toujours au commencement des sociétés le principe des aliénations par cérémonies symboliques. (Droit romain : *mancipation* ; — Droit germanique : *ad ramire*).

transmission des droits réels est soumise à la publicité la plus entière, la notoriété de son titre, la parenté avec le défunt l'investira immédiatement de la saisine.

La succession sera pour lui une juste cau.. d'acquisition de la saisine ; elle lui donnera le droit de se mettre en possession des objets héréditaires, d'en revendiquer la possession entre les mains des tiers ; et aussi de demander la réparation du trouble par lui souffert.

La saisine comprendra tous les biens que le défunt possédait au moment de sa mort, et encore les meubles que la succession pouvait comprendre.

2° Voici quels seront les effets de la saisine ?

a) L'héritier, pourvu qu'il soit capable de succéder, transmettra à ses héritiers la succession à laquelle il est appelé.

b) Tous les droits que le défunt pouvait exercer, l'héritier les exercera ; il sera soumis à toutes les obligations que le défunt avait contractées.

c) La saisine a été introduite en faveur de l'héritier, et jamais ne pourra lui être préjudiciable.

d) L'héritier, investi de la saisine, a le droit de se mettre en possession des immeubles héréditaires, si personne n'est en possession ; — de revendiquer la possession des immeubles entre les mains des tiers ; — et de demander réparation du trouble apporté à sa possession.

10. Mais la position de l'héritier n'est pas toujours la même : elle varie, suivant qu'on le met en rapport avec des tiers ou avec des cohéritiers.

Vis-à-vis des tiers, l'héritier puise son droit, dans sa simple qualité de parent du défunt ; comme tel, il a un droit éventuel à la succession de son parent, aux biens par lui laissés, et alors, quand il réclame aux tiers, la possession de biens ayant appartenu au défunt, il n'a qu'à prouver sa qualité de parent au degré successible, seule base de son droit ; peu importe le degré de parenté.

Vis-à-vis des cohéritiers, au contraire, la position change : nous trouvons en présence des personnes investies, toutes de la même qualité, toutes parentes du défunt au degré successible : toutes basant leur droit sur cette parenté.

Et alors, si entre elles des difficultés s'élèvent : à celui qui voudra triompher, de prouver, non pas seulement sa parenté, car son adversaire est parent lui aussi, mais encore le degré de parenté ; à lui d'établir qu'il est plus proche parent que son adversaire, et qu'il a par suite plus de droits que ce dernier à la succession du défunt.

17. Voilà, d'après nous, la vraie théorie de la saisine héréditaire : telle qu'elle ressort des principes mêmes de la matière, des données de la raison, et de l'ensemble de la législation germanique. Nous n'insisterons pas davantage sur ces points si importants, nous pensons que le droit coutumier n'a fait que confirmer ces principes reçus par lui du droit germanique. C'est ce que nous nous efforcerons de démontrer dans le courant de ce travail.

18. Le droit coutumier français accepta les principes de la saisine héréditaire ; mais des modifications importantes sur lesquelles nous devons insister, vinrent lui faire perdre une partie de sa physionomie.

« *Hæc est generalis Franciæ consuetudo, ut mortuus saisiat » vivum,* » nous dit Tiraqueau (1) ; et presque toutes les coutumes reproduisent, en effet, le principe : le mort saisit le vif. (Paris, art. 318 ; Orléans, 301 ; Anjou, 272 ; Maine, 237-239 ; Vitry, 71 ; Châlons, 78 ; Noyon, 1 ; Saint-Quentin, 54 ; Richemond, 56 ; Bretagne, 235 ; Reims (xv° siècle), 217 ; xvi° siècle, 307, etc.).

19. En droit germanique, nous avons signalé deux principes importants, comme base de la saisine : la solidarité de la famille ; la copropriété de famille.

La solidarité de famille de notre droit germanique a, à peu près, disparu, s'est beaucoup modifiée (2).

La copropriété de la famille ne se présente pas non plus avec le même caractère.

Des éléments nouveaux se sont introduits, la féodalité est établie : le seigneur féodal cherche à diminuer le plus possible les droits du vassal, et ce dernier ne reconnaît que le moins possible les droits de son suzerain.

Les fiefs, temporaires d'abord, sont maintenant héréditaires,

(1) Tiraqueau, *Déclar.* 2, part. 1, sur la règle : le mort saisit le vif.

(2) La solidarité de famille ne disparut complètement qu'après l'abolition des guerres privées.

mais à chaque aliénation, à chaque mutation de propriété, il faudra faire foi et hommage à son seigneur, lui payer les droits de lods et ventes, et le seigneur ensaisinera le nouvel acquéreur.

. Mais si la mutation a lieu par décès, comment éviter ces conséquences du contrat féodal, comment empêcher le paiement aux seigneurs des droits féodaux? La saisine héréditaire se présente naturellement à l'esprit des légistes , et ils en demandent l'application.

20. Certains auteurs coutumiers ont vu dans ce seul fait l'origine de la saisine héréditaire. Voici comment s'exprime, à ce sujet, De Laurière, sur Loysel, *Règles*, livre 2, t. V :

. « Autrefois, toute personne qui mourait était censée se dessaisir
» de ses biens entre les mains de son seigneur, et les héritiers
» reprenaient ces biens du seigneur en payant les droits de relief
» ou de saisine. Mais comme ce droit était odieux, on introduisit
» que toute personne décédée serait réputée avoir remis, en
» mourant, la possession de ses biens entre les mains de son
» plus proche parent, habile à lui succéder, et non entre les
» mains d'aucune autre personne. » Cette opinion de De Laurière
a été suivie par MM. Troplong, *Revue de Législation*; Championnière et Rigaud, *Traités des droits d'enregistrement*.

Quoi qu'il en soit de ces autorités, nous n'assignons pas à la saisine une origine aussi mesquine : pour nous, notre droit coutumier n'a fait qu'adopter la saisine du droit germanique, et voici résumée en un mot toute notre théorie à ce sujet.

21. La saisine héréditaire a, dans le droit germanique, une double base : la copropriété de la famille, et la solidarité de la famille.

Elle s'est conservée jusqu'au xiie et xie siècle pour les alleux, biens libres; mais n'a pas reçu d'application vis-à-vis des fiefs et des censives : bientôt cependant et, pour rétroagir contre les prétentions des seigneurs, pour les tenir en échec, pour éviter le paiement des droits de mutation exigés par les seigneurs, la saisine a été étendue aux fiefs et aux censives.

Notre doctrine diffère donc de celle de De Laurière, en ce que nous ne trouvons qu'un cas d'application spécial, là où cet auteur trouve le principal cas d'application.

22. Pénétrons un peu avant, établissons d'une manière plus précise les bases de la saisine, dans notre droit coutumier.

Dans le droit coutumier, la propriété ne résultait pas de la simple convention suivie de tradition, il fallait encore accomplir certaines formalités symboliques, qui seules pouvaient engendrer la saisine.

Le fief, par exemple, n'était acquis à l'acheteur que quand il avait reçu l'ensaisissement du seigneur suzerain, après la foy et hommage : « Doit l'homme joindre ses deux mains en nom d'hu-
» milité, et mettre ès deux mains de son seigneur en signe que
» tout lui voue et promet foy ; et le seigneur ainsi le reçoit, et
» aussi lui promet à garder foy et loyauté, et doit l'homme dire
» ces paroles : Sire, je viens à vostre homage et en vostre foy, et
» deviens vostre homme de bousche et de mains, et vous jure et
» promets foy et loyauté envers tous et contre tous, et garder
» votre droit en mon pouvoir. » *Somme rurale*, Boutillier, 1, t. 81.

Et le seigneur répondait : « Je vous reçois et preing à bons, et
» vous en bese au nom de foy, et sauf mon droit, et l'autruy. »
« *Et.* de saint Louis II, 18.

Pour les censives, il fallait accomplir les formalités du dewest et du west.

Pour les alleux, l'ensaisinement judiciaire était nécessaire.

Ces principes se conservèrent pendant tout le moyen-âge, et plusieurs coutumes, connues sous le nom de coutumes de nantissement, ont des dispositions spéciales sur ce point. *Cout. de Laon* (1886), art. CXXVI : « Pour acquérir droit de seigneurie et pro-
» priété en aucun héritage, ès limite de la dite prevosté foraine,
» est requis que le vendeur, ou procureur pour lui suffisamment
» fondé, se deveste ès mains de la justice foncière, sous laquelle
» est le dit héritage acquis au profit de l'acheteur : et qu'iceluy
» acheteur en soit vestu et saisi de faict, et se fait communément
» la dite vesture par tradition d'un petit baston ou buchette. »
Cout. Amiens (1800), art. 12.

Ancienne *Cout. d'Artois*, art. 46 ; nouv. cout., art. 71, etc.

23. On n'avait pas seulement la vraie saisine quand on était investi de la propriété, au moyen des formalités solennelles de transmission ; mais encore quand, mis en possession de fait d'un immeuble, on l'avait possédé pendant an et jour, *nec vi, nec clam, nec precario.*

24. Voici quels étaient les effets généraux de cette vraie saisine :

Celui qui en était investi était protégé contre toutes les actions que l'on pouvoit diriger contre lui : sa position était inattaquable.

S'il venait à perdre la possession ou à être troublé dans cette possession, il avait à sa disposition les actions possessoires.

25. De cet état de la législation, il résulte, que la vraie saisine ne pouvait être invoquée contre les tiers, que lorsque ces derniers avaient connu le transfert de propriété (et les formalités solennelles de dewest et de west, de foi et hommage, d'ensaisinement judiciaire, étaient censés avoir porté à la connaissance de tous les intéressés la transmission de la propriété).

La possession par an et jour, paisible, publique et à titre de propriétaire, devait faire présumer que la propriété appartenait à celui qui en exerçait les prérogatives.

La loi, dans trois cas déterminés, admet des présomptions semblables, et investit de plein droit certaines personnes de la saisine, en matière de douaire, de bail et de succession.

La femme commune a la propriété de son douaire, depuis le mariage lui-même, depuis la bénédiction nuptiale ; n'est-il pas rationnel d'admettre la saisine à son profit dès la mort de son mari ? La saisine de la femme, voilée pendant le mariage, passe au premier plan : pourquoi la soumettre à des formalités solennelles de transmission ?

Et le lignager, voyez sa position : s'il n'est pas vrai d'admettre en sa faveur, comme dans le droit germanique, une véritable copropriété, il n'en est pas moins vrai, qu'il a un droit éventuel à la succession du père de famille, droit qu'il tient de la loi, et que la volonté du père est impuissante à briser. Son droit même est si absolu, que son consentement est nécessaire pour les aliénations des biens de la famille ; et que l'aliénation faite sans ce consentement peut être brisée par l'action en retrait lignager. (Nous reviendrons sur ces points importants, qu'il nous suffit dès à présent d'indiquer.)

Par la mort du père de famille, le droit de l'héritier présomptif, tenu en suspens, se réalise ; sa qualité de parent, base de son droit, était connue de tous ; pourquoi aurait-on, dans ce cas, subordonné la transmission de la saisine à une formalité quelconque? ne valait-il pas mieux décider que « si tost come oirs est nés,... li » droit du père et de la mère li soit descendus... » Beaumanoir, p. XX, § 8.

26. La mort est censé avoir ensaisiné ses héritiers vivants et leur avoir transmis la possession et la propriété.

Et cette formule de la saisine héréditaire se comprend très bien et pour les acquêts, et pour les propres.

Pour les acquêts, la propriété a toujours été fixée sur la tête du père de famille lui-même, et à sa mort la saisine passe à ses héritiers ; le père est censé, en mourant, avoir ensaisiné ses héritiers.

Pour les propres, le droit des héritiers est antérieur à la mort : ils avaient à la propriété de ces biens un droit indivis avec le père de famille, droit qui remontait au moment même où le bien d'acquêt était devenu propre. Leur droit se réalisait à la mort du père de famille ; et cela est si vrai, que plusieurs coutumiers nous parlent du dessaisissement des héritiers, comme condition de validité de la vente d'un bien propre par le père de famille. (Voir grand *Coustumier d'Artois* (1) ; *Assises de Jérusalem*, c. 20).

Nous trouvons encore dans plusieurs coutumes, dans plusieurs chartes, des dispositions semblables : on ne permet au père de vendre le propre que pour pauvreté jurée, pour cause d'échange, ou avec l'assentiment de ses hoirs.

27. La saisine du droit coutumier n'est pas complètement la

---

(1) *Grand coutumier d'Artois*, c. 24, §§ 5 à 12.

« Quand li hons veut par l'assentement de son hoir, il convient premere-
» ment qu'il soit seu dou signeur de qui li hiretages est tenus, et des hommes
» qui l'ont à jugier, pour savoir si li venderes l'a fait about no assenement. Se
» li sires et li homme di qu'il n'l sevent about no assenement, aler poet ou
» avant ou vendange. Et convient li vendeur raporter tout l'iretalge par raim
» et par baston en le main dou signeur pour ahireteur l'achateur ; et convient
» que li hoirs, so c'est fils, le raporte aussi, et die qu'il tout le droit qu'il a
» en cel hiretage, ou que eskair li poolt, il raporte en le main don signeur al
» oes l'achateur et le droit nommer. Le raport fait en ceste manière, li sires
» doit conjurer ses hommes, s'ils en ont tant fait, qu'ils n'l ait mais droit.
» Demander leur doit qu'il en a à faire ; et ils doivent dire par jugement que
» li sires en ahirtece l'acateur. Li sires l'en doit tantost ahireter, demandé
» avant au vendeur qui se tient por paiet et lui seur de sa droiture ; saisir le
» doit en disant : Je vous en saisi, sauf tous drois, en main, comme ceste
» figure le monstre. Ce fait, li sires doit conjurer ses honmes, s'il en est bien
» ahireté et à loy : li honme doivent dire qu'il en est bien ahireté et à loy.
» S'il est ensi fait, il i est bien et solleupnenntment, ci si comme drois et cou-
» tume le requert. Et en ceste manière le convient-il faire de ferre cohsive, par
» les reutiers qui à jugier l'ont. »

saisine du droit germanique. Elle s'est modifiée en présence du nouvel état de choses.

Ainsi, la solidarité de famille a presque complétement disparu, le chef de famille ne voit plus peser sur sa tête d'une manière aussi directe, l'obligation de défendre, de protéger tous les membres de la famille : aussi, voyez-vous la saisine appartenir à des personnes qui, d'après le droit germanique, ne pouvaient pas être investies. Ainsi, les femmes, les mineurs, incapables d'après la législation romaine, sont saisis d'après le droit coutumier.

Les étrangers, les morts civilement, les religieux profès, incapables de succéder, sont souls exclus de la saisine.

La règle, le mort saisit le vif, s'appliquait, en général, aux successions collatérale et directe; cependant, à cet égard, le droit des coutumes n'était pas uniforme : tandis que d'après le grand coutumier de France « la coutume qui dit que le mort saisit le » vif, est à entendre en ligne directe et en ligne collatérale, *saisina juris tantummodò et non facti*, par la manière qui s'en suyt... *G. coust.*, livre II, c. 21 ; d'après Jean des Mares (254) (1), l'ensaisinement judiciaire est nécessaire pour les héritiers de la ligne collatérale.

La coutume de Bretagne va plus loin encore, et n'admet la saisine qu'au profit des héritiers en ligne directe (art. 558 ancienne, 840 nouv. cout.).

Quelles sont les prérogatives de l'héritier saisi ?

Par la saisine, l'héritier se trouve investi, immédiatement dès la mort du *de cujus*, de la propriété et de la possession des biens composant la succession. Et la saisine qui, dans le principe, ne s'appliquait qu'aux immeubles souls, s'applique, par extension des principes du droit romain, aux meubles eux-mêmes de la succession (2) (La succession s'applique aux universalités : *Grand coutumier*, lib. II, c. 21).

La propriété est transmise à l'héritier : sa position se trouve

(1) *Item*, mort saisit son hoir vif, combien que particulièrement il y ait coustume locale, où il faut nécessairement saisine du seigneur.

(2) « En cas d'une succession universelle, combien que l'on ne feist pas à » recevoir, à demander par nouvelleté, une pinte, une roble ou autre meuble ; » toutefois, l'on fait bien à recevoir, à demander universellement la succession, » supposé qu'il n'y ait que meubles. »

être celle de l'héritier nécessaire des Romains ; dès la mort, il acquiert la succession, le droit se fixe sur sa tête, et, s'il vient à mourir, ses héritiers recueillent ce droit dans sa succession : mais en droit français, il n'est héritier qui ne veut, et l'héritier, quoique saisi, pourra toujours renoncer à la succession.

La possession même du défunt est transmise à l'héritier : cette décision est tout-à-fait contraire aux principes du droit romain : telle est une des différences capitales du droit français et du droit romain.

Par suite : l'héritier peut, de son autorité privée, se mettre en possession des choses qui ont appartenu au défunt, il n'a besoin de recourir ni au juge, ni au seigneur..... « Si notoirement il » apport de la ligne et du lignage, le successeur est tout saisy de » droit, et ne luy est nécessaire d'aller ni au seigneur, ni au » juge, ni autre, mais de son autorité se peut de fait ensaisiner, » et à lui est nécessaire cette appréhension de fait, avant qu'il se » puisse dire avoir entière saisine » (*Gr. coust.* liv. II, c. 21).

Et Beaumanoir, *Coutume de Beauvoisis*, c. 6 : « Se aucun ne » li empesche sesine, il ne li est pas mestier que il en face de-
» mande, car il puet entrer en la chose dont drois ou coustume li.
» donne la sesine sans parler à seigneur. »

Jean Des Mares, décis. XXI et LII.

Si l'héritier saisi ne pouvait pas se mettre en possession des choses héréditaires, s'il en était empêché par un tiers, la possession du défunt étant censée lui appartenir, il pouvait demander à être mis en saisine par le seigneur sans plaid faire ; et exerçait encore contre ceux qui le troublaient les actions possessoires. Nous nous en tenons à cette simple indication des prérogatives de l'héritier saisi, sur lesquelles nous reviendrons plus en détail ; demandons-nous maintenant quels sont les héritiers saisis ?

SECTION II.

QUELS SONT LES HÉRITIERS SAISIS.

20. En présence des textes nombreux des coutumes, qui s'expriment à peu près toutes dans les termes suivants, le mort saisit

le vif, son héritier plus prochain habile à lui succéder (318), Paris, Orléans, etc., etc., il semble tout naturel de décider que le seul héritier saisi est l'héritier du premier degré. Beaucoup d'autres, et des plus considérables, soutiennent, en effet, cette opinion, et bornent au premier degré la prérogative de la saisine.

Nous ne croyons pas cependant devoir adopter cette opinion, et nous pensons, au contraire, que tous les héritiers du défunt sont saisis collectivement des biens de la succession. Voici ce que nous entendons par là : tandis que les uns, les héritiers du premier degré, ont la saisine *in actu*, les autres ont la saisine *in habitu*. Ou en d'autres termes, les héritiers du second degré et degrés subséquents sont bien saisis, vis-à-vis des tiers détenteurs de la succession, mais non pas vis-à-vis des cohéritiers, plus rapprochés du défunt.

Cette théorie est conforme à la nature même du droit héréditaire : sur quoi repose, en effet, le droit de chaque héritier ? Sur son degré de parenté avec le défunt, sur sa qualité de parent. Voilà la base de son droit, actuel et immédiat s'il se trouve au premier degré, éventuel et médiat s'il se trouve à un degré plus éloigné. Donc, par conséquent, l'héritier qui se trouvera vis-à-vis d'un tiers, possesseur de l'hérédité, n'aura qu'à prouver sa qualité de parent, pour évincer ce tiers : en vain ce dernier opposerait-il l'existence des héritiers plus rapprochés ? Il ne peut pas exciper des droits d'autrui. Par conséquent encore pourra se mettre en possession des immeubles héréditaires, tout héritier appelé à la succession, bien qu'il n'occupe pas le premier degré; et encore exercer contre tout possesseur, les actions possessoires.

Vis-à-vis des cohéritiers, le droit héréditaire est basé sur la parenté, mais encore sur le degré de proximité.

Aussi, quand un conflit s'élèvera entre deux héritiers, si tous deux ont démontré leur parenté avec le défunt, celui-là devra l'emporter, qui pourra démontrer être le plus rapproché du défunt.

50. Cette théorie, conforme à la raison, est-elle contredite par les textes eux-mêmes ? et ces textes que l'on invoque nous forceront-ils à l'abandonner ?

Sans doute, les coutumes en général contiennent une disposition conforme à celle de la coutume de Paris, mais de quoi s'occupent ces coutumes ? quels rapports ont-elles en vue ? Évidemment les rapports des cohéritiers entre eux : et alors la solution qu'elles

contiennent ne peut mériter que notre approbation : entre cohéritiers, en effet, la proximité seule fixera le droit des appelés.

Mais, les rapports des cohéritiers et des tiers, les coutumes les
laissent complètement en dehors, et dans ces hypothèses, tout
parent, par cela même qu'il aura des droits éventuels à la succession, pourra invoquer la saisine vis-à-vis des tiers, en cas d'absence
ou d'inaction des héritiers plus rapprochés.

Notre opinion peut invoquer en sa faveur plusieurs textes de
notre ancien droit coutumier : voici quelle était, en effet, d'après
Desfontaines, la formule de la saisine héréditaire : « de tous les
» biens au mort, les hoirs sont saisis (1). » Il n'était pas question,
on le voit, d'héritier plus prochain ou plus éloigné. La coutume de
Paris n'a pas innové, elle n'a fait que consacrer l'ancien état de la
législation. Donc, sous son empire encore, tandis que la proximité
de degré réglera entre eux le droit des héritiers, vis-à-vis des
tiers la parenté seule les fixera, et tous pourront exercer la
saisine.

Cette manière d'interpréter les dispositions de nos coutumes
est formellement consacrée par des passages de nos vieux auteurs.
D'Argentré, sur la coutume de Bretagne, art. 511, nous dit formellement que pour revendiquer, entre les mains des tiers, les
biens de la succession, l'héritier n'aura qu'à faire la preuve de sa
parenté, sans avoir à prouver la proximité de degré (2).

Ferrières, sur la coutume de Paris, art. 318, s'exprime ainsi :
« L'héritier du second degré est appelé, lorsque le plus proche
» héritier ne paraît point, et en ce cas le Roy et le seigneur haut
» justicier ne peuvent point prétendre la succession, ni même
» obliger celui qui se prétend héritier de justifier qu'il est plus
» proche parent. »

(1) Desfontaines, c. 33, alin. 46 : « Et bien s'accorde à nostre usage,
» que de toz les biens au mort sont li hoyr mis en seisine, et dels
» demande l'en les lais. »
(2) Dargentré, *Advis sur les partages, Quest. IV* :
« Je conclus,qu'il suffit au demandeur en matière de succession de prouver
» d'estre en degré de succéder au défunct, articulant et vérifiant son degré,
» sans qu'il soit requis de prouver d'estre le plus prochain, ou bien qu'il n'y
» en ait point d'autres devant le demandeur..... »
Sur la coutume de Bretagne, art. 511. *Glose* 3, n° 6 :
« ... Quare agenti pro rebus hereditariis probare se esse in gradu succedenti,
» nec necesse habet probare alium non esse propinquiorem. »

De même, le seigneur féodal ne peut pas refuser à la foy et à l'hommage les parents du vassal, sous le prétexte qu'ils ne sont pas les plus proches héritiers. (Charondas, *Ques.* 14, *ques.* 2, cite un arrêt du 17 mars 1855 qui l'a jugé ainsi).

Denizart, v° *Hérit. plus proche,* confirme pleinement nos solutions (1).

51. Notre théorie a encore le rare bonheur d'être conforme de tous points à notre ancienne jurisprudence coutumière. Le but du régime des successions et des règles reconnues dans l'ancien droit était de faciliter le plus possible l'appréhension des biens héréditaires au profit des héritiers, et aussi d'empêcher de sortir de la famille les biens qui en composaient le patrimoine, et, s'ils étaient sortis, de les y faire rentrer. Aussi, comme conséquence de la saisine, nous devons signaler le retrait lignager. La saisine facilitait l'appréhension de la succession, et le retrait lignager, complément nécessaire, conséquence de la saisine, permettait aux héritiers de faire annuler les ventes faites au préjudice de la famille.

Voyons les règles du retrait :

Quand un bien a été aliéné par le père de famille, « est aussi » loisible au proesme du vendeur, rattraire, en dedans l'an de la » saisine baillée à l'acheteur, tous héritages patrimoniaux du dict » vendeur, pour les remettre à costé et ligne ; et sortissent iceulx » héritages patrimoniaux, en succession et aliénation des rat- » traians. » Ainsi s'exprime la coutume d'Artois (1544), et bien d'autres coutumes contiennent des dispositions semblables. Et le meilleur commentaire, la meilleure explication de cet article est la note 7 de Maillart. Voici comment il s'exprime : « On peut » retraire, pourvu qu'on soit du côté et ligne, quel que soit le » degré de parenté et son éloignement. » Et note 8 : « L'on ne

---

(1) Denizart, v° *Hérit.,* § 2, n° 16 :

La loi reconnaît pour habiles à succéder au défunct tous ses parents : d'abord les plus proches et à son défaut les plus éloignés. De là il résulte que tant que les plus proches à succéder ne se présentent point, on ne peut contester la succession aux parents plus éloignés qui sont réputés saisis à l'égard des tiers.

Si dans la suite un parent plus proche se présente, il réclamera la succession contre le parent éloigné qui s'est porté héritier. Ce dernier sera tenu de lui rendre tous les biens héréditaires qui sont encore en sa possession, sur ce que entre eux et respective c'est le plus proche qui a été saisi par la loi.

» suit pas en Artois la maxime : le plus habile à succéder est le
» plus habile à retraire, puisque le parent le plus diligent exclud
» les autres. C'est pourquoi, quand on dit qui n'est habile à suc-
» céder n'est habile à retraire, cela s'entend d'une habileté habi-
» tuelle et non d'une actuelle ; c'est-à-dire qu'il suffit d'être dans
» la ligne de successibilité, sans qu'il soit nécessaire d'être dans
» le premier degré. »

Celui qui veut exercer le retrait n'a donc à prouver, vis-à-vis
du tiers acheteur, que sa qualité de parent : voilà la base du
droit qu'il exerce. Mais, si l'acheteur est lui-même parent, alors
la parenté ne suffira pas pour exercer le retrait, il faudra encore
prouver que l'on est parent à un degré plus rapproché que l'acquéreur. Voici comment s'exprime Beaumanoir, C. 44, alinéas 7
et 10, *Cout. de Beauvoisis* :

§ 7. « Qui veut rescorre héritage, Il doit prover deux cozes, se
» cil veut qui l'oritage aceta : l'une, si est qu'il est du lignage à
» celi qui le vendi ; lo second, si est que li heritoges muet du
» costé dont il appartient au vendeur.... »

§ 10. Mais si lo parent a acheté héritage à son parent, lo parent
plus prochain peut seul opérer le retrait : « Car Il ne convient
» pas c'on soit marceans por autrui, s'on ne pot dire : je suis plus
» prochains. »

Les règles du retrait sont donc établies de manière à faire
rentrer dans le patrimoine de la famille le bien qui en est sorti.
Tous les parents peuvent exercer ce droit ; mais, s'il s'agit de
dépouiller un membre de la famille, il faut être parent à un
degré plus rapproché.

32. C'est l'application de règles analogues que nous réclamons
en matière de saisine : et voici encore quelques considérations en
faveur du système que nous soutenons.

1° L'esprit du droit germanique est de faciliter, autant que
possible, l'appréhension des biens de la succession ; donc, tous les
héritiers, ayant à la succession un droit éventuel, doivent avoir le
droit de se mettre en possession des biens de la succession ; et si
ce droit ne peut leur être nié, ils doivent aussi avoir le droit
d'exercer les actions pétitoires et possessoires (1).

(1) Le droit de se mettre en possession des biens de l'hérédité est formellement reconnu à tous les parents par l'art. 50 de la coutume de Saint-Omer,

2° Les actions possessoires ne semblent être exercées par l'héritier que dans l'année de l'ouverture de la succession ; comment comprendre que l'on restreigne encore ce droit aux héritiers du premier degré, qu'on en prive les héritiers des degrés subséquents, et que l'on exige de l'héritier la preuve qu'il est au premier degré.

5° L'héritier qui a accepté sous bénéfice d'inventaire n'est définitivement héritier que si, dans le délai d'un an, une autre personne, même à un degré plus éloigné, n'a pas accepté la succession purement et simplement. En présence de cette législation, sur quoi repose le droit de l'héritier plus éloigné d'exclure le plus proche, si on n'admet pas la saisine collective ; comment encore déterminer le point de départ de la saisine de l'héritier pur et simple, si l'on n'admet pas la saisine collective ?

53. La saisine appartient donc, d'une manière collective, à tous héritiers. Mais, quelque générale que soit cette proposition, *recipit limitationem, ut nostri loquuntur, de habili et idoneo.* » (Tiraqueau, sur la règle : *le mort saisit le vif.* Décl. I, n° 2, 2me partie).

L'héritier capable sera donc saisi, et c'est au moment même de la mort qu'il faudra se placer pour apprécier la capacité de l'héritier.

La saisine, peut-on dire d'une manière générale, appartient toujours à l'héritier qui a une vocation éventuelle à l'hérédité ou à une quote part de cette hérédité.

Les personnes, au contraire, qui n'auront droit qu'à un objet particulier déterminé, n'auront pas la saisine, ne continueront pas la personne du défunt, devront, pour se mettre en possession, intenter contre les héritiers saisis une action en délivrance.

Ainsi, par exemple, n'auront pas la saisine, les légataires ; sans doute, dès l'ouverture de la succession, le droit sera bien irrévocablement fixé sur leur tête ; ce droit, ils le transmettront bien à

Baillage : « Le parent d'aucun et quelque degré qu'il soit parent de la coste et
» ligne dont les héritages sont venus, et succédant au trépassé, peut relever et
» appréhender les dits héritages de son dit parent trépassé, en telle manière
» que les premiers en degré abstenants, les seconds peuvent appréhender, et les
» seconds ou troisièmes abstenants, les quatrièmes et autres en suivant peuvent
» relever et appréhender, etc.... »

leurs héritiers ; mais l'exercice, l'investiture de ce droit, ils devront la demander aux héritiers saisis. Auront, au contraire, la saisine, les héritiers appelés, au moins appelés éventuellement à la totalité de l'hérédité, les héritiers légitimes, quel que soit leur degré (la renonciation des parents qui les précèdent peut les faire venir à la succession) ; — le conjoint qui, à défaut de parents, recueille l'universalité des biens de son conjoint ; — l'Eglise, qui succède aux biens des personnes entrées en religion ; — l'Université, qui recueille les biens des docteurs ; — le fisc, qui vient, à défaut d'héritiers au degré successible. (V. Tiraqueau, *loc. cit.*, Décl. 18, n° 18).

Pour le fisc, dont nous venons de parler, il est bon de faire une distinction : s'il recueille les biens vacants, à titre d'héritier, il sera investi de la saisine ; il ne l'aura pas, au contraire, s'il prend ces biens à suite de confiscation ou de délit.

En règle générale donc, la vocation à l'universalité des biens d'une personne ou à une quote part de cette universalité, entraîne la saisine au profit de l'appelé.

54. Que faut-il décider pour l'institué *ex certâ re* ?

La question était vivement controversée dans notre ancien droit.

Des docteurs, assimilant l'héritier *ex certâ re* au légataire, ne voulaient pas lui conférer les prérogatives du titre d'héritier légitime. (Tiraqueau, *loc. cit.*, Décl. 4, 2me partie).

D'autres, au contraire, reconnaissaient que l'héritier *ex certâ re* tenait à la fois et de l'héritier légitime et du légataire, et constituait *veluti speciem tertiam.*

Tiraqueau, qui nous rapporte cette controverse assez longuement, accorde la saisine à l'héritier *ex certâ re.*

Voici par quel motif il se laisse déterminer : s'il n'est pas vrai de dire que l'héritier *ex certâ re* constitue une espèce particulière d'héritier, il faut reconnaître, nous dit-il, que sa position se rapproche davantage de celle de l'héritier *in universum jus* que du légataire, et, par suite, il faut les assimiler en ce qui touche la saisine.

Ce n'est pas sans hésitation que Tiraqueau émet son avis : « *Tuum erit judicium, lector, judicare quis justius induit arma.* »

55. On avait encore discuté la question de savoir s'il fallait accorder la saisine au légitime.

Des auteurs ne lui accordaient jamais ce privilège des héritiers.

légitimes, parce que la règle le mort saisit le vif *in herede naturali et legitimo procedat non in legitimo.* (V. Tiraqueau, *loc. cit.*, Décl. 8). Paul de Castres et Chassanée avaient soutenu cette opinion.

Cette solution était trop sévère, aussi fut-elle rejetée ; il n'est pas vrai de dire, en effet, que l'enfant légitimé ne soit pas légitime. Mais on avait adopté une opinion mixte.

L'enfant, légitimé par mariage subséquent, est complètement assimilé aux enfants légitimes : il aura la saisine. On l'accordera aussi aux enfants légitimés avant la mort du père de famille, mais on ne la reconnaîtra pas à l'enfant qui n'aura été légitimé qu'après la mort du *de cujus.*

56. L'héritier légitime, bien qu'il eût renoncé à la succession, s'il y venait plus tard en vertu d'une institution testamentaire, était saisi de cette succession. Cette solution était généralement acceptée ; mais l'étranger institué héritier était-il saisi des biens de la succession ?

Dans certaines coutumes cette hypothèse est spécialement prévue ; on accorde la saisine à l'héritier testamentaire institué. (Bourgogne duché, Bourgogne comté, Bordeaux).

Mais, quelle solution admettre pour les coutumes qui se bornent à énoncer la règle le mort saisit le vif, sans prévoir le cas d'institution testamentaire ?

Il faut distinguer, suivant que l'on se trouve dans les pays de coutume ou dans les pays de droit écrit.

Dans les pays de coutume, les liens de la parenté naturelle, les liens du sang, sont la base du droit de succession : aussi admet-on la règle que Dieu seul fait les héritiers, l'homme ne peut faire que des légataires. D'où la conséquence que notre règle ne peut et ne doit évidemment s'appliquer qu'à l'héritier légitime et non pas à l'héritier institué : ce dernier n'aura que le droit de demander la délivrance aux héritiers légitimes, et ceux-ci auront la saisine.

Dans les pays de droit écrit, où l'on avait admis les principes du droit romain, l'homme, par la seule expression de sa volonté, peut désigner son héritier, le continuateur de sa personne ; on ne protège que très-peu les droits de l'héritier légitime : aussi décidait-on que l'institué testamentaire était saisi des biens de la succession. (Jurispr. constante du Parlement de Toulouse).

57. Dans les pays où l'on admet la saisine de l'institué par tes-

tament, que décider relativement au substitué et à l'héritier fidéicommissaire ?

La question était controversée : Tiraqueau se prononce contre l'opinion qui reconnaissait la saisine à leur profit. Pour nous, nous adoptons l'opinion contraire. Voici nos motifs : le substitué, comme le fidéicommissaire, sont pour ainsi dire les héritiers directs du défunt ; ils sont dans tous les cas subrogés à tous les droits actifs et passifs de l'héritier du premier degré ; leur vocation existe pour tous les biens qui composent la succession ; il nous semblerait bien dur de leur enlever la saisine.

L'héritier sous bénéfice d'inventaire est saisi ; le bénéfice d'inventaire ne fait pas disparaître la qualité d'héritier.

38. La saisine résulte de la loi seule, et, par suite, la volonté de l'homme est impuissante à la briser ; elle appartient aux personnes, même ignorant leurs droits ; elle a lieu au profit des *infantes* comme des majeurs eux-mêmes.

La saisine appartient à tous les héritiers au degré successible et *in solidum*. Tel est le droit commun de la France.

Nous avons maintenant à signaler quelques particularités de coutumes, quelques dérogations à ces règles générales :

Dans certaines coutumes, l'aîné seul était saisi des biens de la succession ; lui seul pouvait poursuivre les débiteurs héréditaires et répondre aux actions des créanciers de la succession. Nous pouvons citer les coutumes de Normandie (237), Lodunois, C. VII, al. 6, et de Bretagne pour les nobles.

D'autres coutumes n'admettent la saisine qu'en ligne directe descendante seulement ; la ligne collatérale doit demander l'ensaisinement au seigneur. (Jean Desmares, et coutume de Bretagne, 840. Nouv.). Le juge ne donnera dans ce cas la saisine qu'en prenant caution qu'elle sera rendue quand et à qui faire se devra.

C'est un droit à peu près analogue que nous rencontrons consigné dans les assises de Jérusalem. Dans cette législation, les héritiers du premier degré étaient seuls saisis des biens de la succession ; les héritiers des degrés subséquents peuvent demander l'ensaisinement au seigneur.

Quand le plus droit hoir ne se présente pas, la justice met la main sur les immeubles composant la succession, et s'il n'y a pas de réclamation, dans l'an et le jour, la succession appartient au vicomte. (C. XXXIV, *Assises des Bourgeois*).

Dans cette législation, l'on avait voulu faciliter aux parents du défunt la mise en possession des biens composant la succession, et ne pas trop porter atteinte aux droits du véritable héritier. Aussi, quand un successible se présentait comme *plus droit heir apparent et requérant en la cour*, le seigneur conférait la saisine *sans égard, ni connaissance de cour*, c. CLII. Si plus tard l'héritier plus proche venait réclamer son droit, il n'avait qu'à prouver sa parenté et sa proximité.

Le successible pouvait se voir refuser l'ensaisinement, parce qu'il n'était pas le plus droit heir apparent. Si même l'ensaisinement lui avait été conféré, sa position n'était pas inattaquable, et l'héritier plus proche, suivant l'opinion de Jean d'Ibelin, devra prouver « qu'il est plus prochain parent de celui de qui le fié
» eschéut, et qui desrainement on mourlist saisi et tenant comme
» dou sien, de cele part dont le fié moveit, que celui qui l'a et
» tient n'estait; que ce est-il prest de provor tot come la court
» esgardera ou connaistra que prover le déo » (c. CLX, *Assises*, t. I).

SECTION III.

DE QUELS BIENS SONT SAISIS LES HÉRITIERS ET DANS QUELLE MESURE.

50. Reste à déterminer maintenant la part qu'embrasse la saisine, à décider si les héritiers sont saisis de la succession pour le tout, ou seulement pour leur part et portion.

Nous n'hésitons pas à soutenir que les héritiers sont saisis pour le tout des biens de la succession, et non pas seulement pour leur part et portion.

Cette solution nous paraît de tous points conforme à tout notre ancien droit coutumier : nous pensons qu'elle dérive forcément de tout l'ensemble de la législation : mais nous sommes forcés de reconnaître que ce principe ne se conserva pas intact, se modifia en présence des principes nouveaux du droit romain. Nous nous étendrons bientôt sur ces changements et sur leurs conséquences, nous nous bornerons dès à présent à développer notre théorie, et à montrer sa conformité parfaite avec l'ancienne législation.

40. L'héritier est saisi *in solidum* des biens composant la succession : et notre première preuve est un argument *à fortiori*, tiré de la législation sur le retrait : tout héritier, qui exerce le retrait, l'exerce pour le tout, et non pas seulement jusqu'à concurrence de sa portion héréditaire. Le retrait lignager dérive de la saisine, pourquoi ne pas admettre la même solution pour la saisine ? L'héritier a un droit éventuel à la succession et à sa totalité : le concours de ses cohéritiers déterminera sa part ; elle pourra comprendre toute l'hérédité, si ses cohéritiers viennent à manquer ; pourquoi ne pas lui permettre d'exercer pour le tout la saisine héréditaire ?

2° L'héritier, qui a accepté, peut exercer pour le tout les actions qui résultent de la succession : ce point est confirmé par Dumoulin et Lebrun, *Traité des successions*. Pourquoi ne pas permettre à l'héritier qui encore n'a pas accepté, qui n'a que la saisine, pourquoi ne pas lui donner la saisine pour le tout ?

5° La saisine emporte, pour corrélation, le paiement des dettes héréditaires : or, dans quelle mesure l'héritier est-il tenu des dettes héréditaires ? à cet égard, les coutumes du Nord, connues sous le nom de coutumes des pays de nantissement, contiennent les vrais principes de notre droit. Or, d'après les articles formels des coutumes de Lille, Saint-Omer, Douai, Amiens (1), Péronne, l'héritier, en sa seule qualité, est tenu des dettes héréditaires pour le tout, n'est-il pas juste de lui donner le droit corrélatif d'invoquer la saisine pour le tout ?

41. Ce principe de la saisine *in solidum* fut attaqué par nos anciens auteurs, et tous (Jean des Mares, *Décis.*, 128, le *Grand Coustumier de Charles VI*, et Tiraqueau) se bornent, pour le condamner, à citer le fragment 5 *de acquir. possessione*; duquel il résulte que « *duæ diversæ personæ non possunt esse in solidum*

_____

(1) Art. 90-91. Amiens, Bailliage. « Quiconque appréhende à titre universel
» les biens meubles d'un défunt, il est tenu de toutes les dettes personnelles,
» arrérages de cens et rentes dues au jour du trépas du dit défunt.
» Et s'il y a plusieurs prenans à titre universel, les meubles, chacun d'eux
» peut être poursuivi pour le tout, sauf son recours à l'encontre des autres. »

» *simul et semel, in possessione ejusdem rei et quilibet.* » Mais qui ne voit le peu d'importance de ce texte : il se borne à constater que deux personnes ne peuvent pas, en même temps, avoir la possession.

En soutenant le principe de la saisine *in solidum*, nous ne violons pas cette règle de bon sens de la loi romaine ; mais nous permettons à un cohéritier d'exercer pour le tout un droit qu'il ne pourrait exercer que pour partie ; nous supposons un mandat légal : le cohéritier, appelé à une succession en concours avec d'autres héritiers, exercera la saisine pour le tout, et le bénéfice de ces actions devra être partagé entre tous les cohéritiers. Et comme conséquence de notre principe, nous pensons que l'héritier qui se présente, pour faire hommage du fief, ne pourra pas être repoussé, parce que le seigneur prétextera l'existence d'autres héritiers : « *Ab effectu autem apparet quod id fecit non animo* » *turbandi consortes , sed animo sibi et aliis consulendi, et* » *obviandi prehensioni feudali.* » (Dumoulin, § 33, glos. 1, n° 90, *Des fiefs.*)

42. Les héritiers étaient saisis de tous les biens composant la succession, *in solidum* et collectivement : ils étaient, tant que durait la saisine, tant que l'acceptation n'avait pas irrévocablement fixé le droit héréditaire sur la tête de l'un d'eux, mandataires les uns des autres; un des héritiers possédait-il les immeubles de la succession, c'était pour l'héritier plus proche qu'il possédait, et s'il était obligé plus tard de restituer les biens héréditaires, il retenait ce qu'il avait payé. Et comme conséquence forcée de cette situation, trouvons-nous consignée dans plusieurs coutumes l'imprescriptibilité de l'action en partage (*Ancienne cout. de Bretagne*). Mais, sur ce point encore, le droit coutumier fut obligé de reculer devant les principes du droit romain, et bientôt on appliqua la prescription à l'action en partage elle-même.

43. La saisine a été instituée en faveur de l'héritier : par suite, dès le moment même de l'ouverture de la succession, l'héritier se trouve propriétaire de tout ce dont le défunt était propriétaire, et créancier de tout ce dont le défunt était créancier. Le droit n'est pas irrévocablement fixé sur sa tête, mais encore il a la jouissance de ces droits, peut immédiatement exercer toutes les actions du défunt, est mis en possession de ses biens.

L'héritier a, sous un certain rapport, une position assez semblable à celle de l'héritier sien du droit romain ; mais il n'est pas héritier nécessaire, et conserve toujours le droit de renoncer à la succession qui lui est offerte.

Mais, comme la saisine favorise l'héritier, on n'admet jamais que la renonciation se présume ou se perde par un délai quelconque de prescription ; d'où la conséquence, que le créancier qui voudra poursuivre l'héritier et le faire condamner comme tel pourra toujours être arrêté par la renonciation de ce dernier, à moins qu'il ne prouve déjà son acceptation formelle ou tacite (immixtion).

SECTION IV.

EFFETS DE LA SAISINE.

44. L'héritier puise dans son titre d'héritier, dans sa seule qualité de parent légitime, un droit à la succession du *de cujus*, droit qu'il est libre d'accepter ou de répudier. La saisine suppose que l'héritier a accepté la succession, a reçu les biens des mains même du défunt. Cependant, comme, en droit français, il n'est héritier qui ne veut, et qu'on ne veut imposer à personne des obligations qui lui répugnent, on a conservé le droit de renoncer pour tous les héritiers. Pour les héritiers saisis donc, le droit de renonciation aurait suffi à lui seul ; à quoi bon accepter ce dont la loi vous a déjà investi ? L'acceptation ne sera alors que la renonciation au droit de renoncer.

Si la renonciation a été faite par l'héritier, les effets de la saisine disparaissent complètement et sont censés n'avoir jamais existé ; si l'héritier accepte, au contraire, il devient continuateur de la personne du défunt, consolide sur sa tête, d'une manière définitive, les droits que la saisine lui avait conférés ; on le voit donc, les effets de la saisine ne sont véritablement intéressants à étudier, qu'avant toute acceptation ou renonciation de la part de l'héritier.

Quels sont les effets de la saisine ? — Voyons d'abord, en quelques mots seulement, quelle était la position de l'héritier externe des Romains : Par la mort du *de cujus*, un droit de succession était ouvert au profit de l'héritier externe; et ce droit, il lui était loisible de le répudier ou de l'accepter en faisant adition ; mais, tant que l'adition n'était pas intervenue, aucun droit n'était fixé sur sa tête ; et comme conséquence, s'il venait à mourir sans faire adition, il ne transmettait rien à ses héritiers; plus tard, on admit qu'il leur transmettait le droit d'option entre l'acceptation ou la répudiation ; tant que l'adition n'était pas faite, il n'était pas propriétaire de la succession, et ne pouvait pas exercer contre les tiers les actions en revendication ; il n'était pas continuateur de la personne du défunt, et ne pouvait être poursuivi ni par les créanciers de la succession, ni par les légataires. De plus, l'adition ne faisait reposer sur la tête de l'héritier que le titre de propriétaire ; or, nous savons combien étaient distinctes, à Rome, la propriété et la possession; et pour acquérir cette dernière sur les biens de la succession, l'héritier devait suivre les règles générales pour l'acquisition de la possession en général.

Voici, au contraire, la position de l'héritier saisi du droit français : la saisine suppose, dès l'instant de la mort, l'héritier propriétaire de la succession et possesseur des choses qui composent l'hérédité.

Il est propriétaire de l'universalité des biens du défunt, et par suite, il peut immédiatement exercer tous les droits du défunt, intenter contre les tiers les actions en revendication, poursuivre les créanciers ; il devient, à l'instant même de la mort, débiteur de tout ce dont le défunt était débiteur, est tenu de ces dettes *ultrà vires successionis*, et les créanciers pourront immédiatement le poursuivre sans attendre de sa part un acte d'acceptation ; il est propriétaire et par suite il transmettra son droit à ses héritiers, s'il vient à mourir sans se prononcer.

La saisine ne transmet pas seulement de plein droit à l'héritier la propriété des choses héréditaires, mais encore la possession. Telle est la différence la plus considérable entre l'héritier externe du droit romain et l'héritier saisi du droit français.

Nous allons successivement étudier ces deux effets de la saisine héréditaire : transmission de la propriété, transmission de la possession.

§ 1er.

Transmission de la propriété.

45. Par la saisine, l'héritier devient propriétaire de l'universalité des biens du défunt ; cette propriété n'est pas irrévocablement fixée sur sa tête, et il peut toujours la faire tomber par une renonciation ; alors il deviendra étranger à la succession, et sera censé n'y avoir jamais eu aucun droit. L'héritier est propriétaire de plein droit, donc il n'a pas besoin de faire une acceptation expresse pour acquérir l'hérédité ; cette acceptation, complètement inutile pour lui, peut porter une grave atteinte à ses droits : elle lui ferme la renonciation. Aussi, a-t-on pu dire, que tandis que la succession du droit romain était une offre pour l'héritier, que la loi ne faisait que l'inviter à y entrer, *adire*, en droit français la loi mettait l'héritier au milieu de la succession, dès l'ouverture même, l'investissait de toutes les prérogatives de l'héritier, en lui laissant la faculté de renoncer, faculté dont l'acceptation seule pouvait le dépouiller.

L'héritier saisi est propriétaire *a die mortis* de l'universalité des biens de la succession : voyons les conséquences de ce principe.

L'héritier est propriétaire ; donc, s'il vient à mourir sans avoir accepté ni renoncé, il transmettra à ses héritiers son droit de propriété : comme cependant les héritiers doivent avoir les mêmes droits que l'héritier lui-même, ils pourront toujours renoncer, et résoudre ainsi les droits que la saisine avait fait naître au profit de leur auteur.

L'héritier est propriétaire ; donc, immédiatement il peut, à ses risques et périls, revendiquer entre les mains des tiers, les immeubles de la succession, les immeubles qui ont appartenu au défunt.

L'héritier, qu'il soit au premier degré ou à un degré subséquent, qu'il vienne seul à la succession ou en concours avec d'autres, pourra exercer contre les tiers les actions pétitoires pour le tout ; son droit, en effet, s'étend, au moins éventuellement, à l'universalité des biens du défunt, et le tiers, en face duquel il se trouve, no peut invoquer aucun litre.

Le tiers détenteur, ainsi poursuivi, pourra parfaitement délaisser la totalité de l'immeuble héréditaire ; cependant, il pourra très bien demander la mise on cause des héritiers plus proches, et des cohéritiers dont il connaîtrait l'existence.

L'héritier est propriétaire de l'*universum jus defuncti a die mortis* ; donc, à partir de ce moment, il peut poursuivre les créanciers de la succession ; il les poursuivra pour le tout, et ce droit, il le puise dans la vocation éventuelle qu'il a à l'universalité de la succession. Le paiement ainsi fait entre les mains de l'héritier en possession de l'hérédité, sera valable vis-à-vis des autres héritiers ; entre eux, tout se réglera d'après les règles du mandat ou de la gestion d'affaires. Le débiteur poursuivi, qui connaîtrait l'existence d'héritiers plus rapprochés que le poursuivant, ou de cohéritiers, ferait très bien de demander la mise en cause de ces derniers.

L'héritier est propriétaire de l'universalité de la succession ; il représente le défunt, continue sa personne, devient débiteur personnel de toutes les dettes dont le défunt était chargé. Cette obligation aux dettes *ultrà vires successionis*, d'où dérive-t-elle ? Est-ce une conséquence de la saisine ? On a soutenu que l'obligation aux dettes (Bugnet, à son cours, 1843) ne dérivait pas de la saisine, mais bien de la continuation par l'héritier de la personne du défunt.

46. En théorie pure, nous pencherions assez vers cette dernière opinion, et il nous semble, en effet, que l'obligation aux dettes, *ultrà vires successionis*, prend naissance dans ce fait, que l'on recueille l'universalité des biens d'une personne, son patrimoine ; les deux personnes du *du cujus* et du successeur se confondent, n'en font plus qu'une seule, et par suite les dettes du premier deviennent évidemment les dettes personnelles du successeur, qui en est tenu *ultrà vires successionis*, sur ses biens personnels. Mais, en pratique, à qui appartient la saisine ? A celui, avons-nous dit, qui a une vocation au moins éventuelle à l'universalité de la succession ; ne peut-on pas dire alors, avec nos anciens auteurs, que de la saisine naît l'obligation aux dettes *ultrà vires successionis* ? (Cette question se représente, du reste, sous le Code Napoléon : nous y reviendrons avec de plus grands développements.)

L'héritier saisi, appelé à l'hérédité du défunt, est censé propriétaire de la succession du jour même de l'ouverture, et par suite, dès l'ouverture même, il peut être poursuivi par les créanciers et les légataires. Leur demande est toujours valable, ils n'ont pas à rapporter l'acceptation de l'héritier. Ce dernier ainsi poursuivi a intérêt à ne pas répondre immédiatement, il ne connaît pas encore les forces de la succession : aussi, notre ancienne jurisprudence avait-elle accordé à l'héritier un délai pour délibérer (Ordonn. de 1667). Ce délai comprenait trois mois pour faire inventaire, et quarante jours pour délibérer. Malgré ce délai, l'héritier saisi n'en restait pas moins débiteur des dettes de la succession; aussi, la demande introduite en justice n'était pas annulée; l'héritier ne pouvait qu'opposer une exception dilatoire, faire ajourner jusqu'à la fin des délais la décision à intervenir.

Ces délais une fois expirés, l'héritier était présumé acceptant; aussi ne pouvait-il repousser la demande des créanciers et légataires qu'en excipant l'acte de renonciation à la succession. Faute par lui, il était condamné en qualité d'héritier.

Quelle était l'étendue de cette obligation aux dettes *ultrà vires successionis*? C'est ce qu'il nous reste à déterminer.

47. Une des conséquences de la saisine *in solidum* est le paiement des dettes héréditaires *ultra vires successionis*. Or, les héritiers étaient-ils obligés *in solidum* à payer les dettes du défunt?

De nombreuses dispositions des coutumes du nord de la France (art. 42, coutume de Saint-Omer; — coutume d'Amiens, art. 90-91; — Artois, art. 159. Péronne, Douai, Lille, etc.), consacrent formellement pour l'héritier, l'obligation où il se trouve de payer *in solidum* les dettes du défunt. Nous ne citerons que la coutume de Péronne : « Toutefois, pour la dite coustume, les » héritiers d'un trepassé sont tenus des faits, promesses, et obli» gations de leurs predecesseurs non dérogeantes à droit et à la » coustume du pays, et sont poursuivables *in solidum* et pour le » tout, et non pas pour leurs parts et portions... »

Tels sont, en général, les termes de ces diverses coutumes, telle l'obligation des héritiers.

Il ne faut pas voir là un droit particulier aux coutumes du nord; elles n'innovent pas : elles ont le mieux conservé l'esprit de l'ancien droit germanique. Du reste, ces principes, nous les trouvons encore formellement indiqués dans les coutumiers du xiiiᵉ siècle. Nous allons donner une analyse de la théorie de ces auteurs.

D'après Beaumanoir, l'obligation pour l'héritier de payer les dettes de son auteur repose sur la garantie de famille; chaque héritier est, en effet, garant des faits de son auteur (ce sont les principes germaniques de la saisine). Mais les héritiers ne sont pas tenus indistinctement de toutes les dettes de leur auteur. Les dettes dérivent-elles d'un méfait de l'auteur, chaque héritier n'en est tenu que jusqu'à concurrence de sa part et portion; ces dettes, au contraire, dérivent-elles de conventions ou de contrat, l'héritier en sera tenu *in solidum*, « en tele manière qu'il n'ara ja si poi emporté comme oirs, qu'il ne soit tenus à tout païer quanque cil » devait, de qui il s'est fes oirs. » (Baumanoir, c. XV, ali. 4; et c. VII, ali. 8, *Coutume de Beauvoisis*).

Donc, tant que la saisine dure, les héritiers sont obligés solidairement vis-à-vis des créanciers de la succession, poursuivis pour le tout, ils doivent tout payer, sauf leur recours contre leurs cohéritiers; mais à peine la saisine a-t-elle cessé, à peine le partage a-t-il été fait, la position des héritiers change, et leur obligation se modifie. Ainsi, après le partage, les créanciers ne pourront pas poursuivre l'un des « oirs et lessiers·les autres oirs en pais, » auçois doivent demander à çascuns des hoirs, selon le cantité » qu'il emporta des biens; si comme s'il emporta le moitié, il est » tenus à le moitié des dettes, et du plus plus, et du moins » moins » (Beaumanoir, c. VI, ali. 27, et 29 *in fine*).

Mais l'obligation solidaire cependant n'a pas disparu et, si l'un des héritiers ne peut pas payer, l'autre sera obligé de payer : cette solution est formellement consacrée par un passage du conseil de Desfontaines, c. XV, ali. 48.

Tel était l'ancien droit, mais sur ce point des modifications assez importantes furent introduites par des dispositions des coutumes.

48. D'après la coutume de Paris (art. 332), l'héritier est tenu du paiement des dettes héréditaires, personnellement jusqu'à concurrence de sa part et portion et hypothécairement pour le tout.

L'héritier est tenu personnellement... et, en effet, il a accepté l'hérédité; en acceptant, il s'est engagé à payer les dettes héréditaires, il est censé avoir contracté avec les créanciers de la succession : cette solution dérive de l'application à la matière des principes du droit romain.

L'héritier est tenu hypothécairement pour le tout, comme détenteur de biens héréditaires; l'héritier est tenu *in solidum* du paiement des charges héréditaires : voilà l'explication telle qu'elle nous est fournie par les coutumiers du xive siècle.

Ces mots : l'héritier est tenu hypothécairement pour le tout, ne devraient-ils pas s'entendre seulement du cas, où un immeuble de la succession grevé d'hypothèques, du chef du défunt, serait passé dans le patrimoine de l'héritier? Non; et les conséquences ne sont pas les mêmes, suivant que l'on se place dans l'une ou l'autre hypothèse.

Dans les deux cas, sans doute, l'héritier sera bien tenu pour le tout, comme tiers détenteur de bien hypothéqué; mais il y aura différence à un double point de vue :

a) Le créancier hypothécaire du chef du défunt pourra poursuivre pour le tout, tout héritier détenteur de l'immeuble hypothéqué, quel qu'il soit; le créancier héréditaire, au contraire, ne pourra poursuivre hypothécairement que les héritiers, et non pas les autres tiers détenteurs d'immeubles de la succession.

b) Le créancier hypothécaire du chef du défunt ne peut poursuivre le paiement de sa créance, hypothécairement, que sur les biens hypothéqués seuls. Le créancier héréditaire, au contraire, qui a sur les biens de la succession une hypothèque tacite, pourra poursuivre hypothécairement le paiement de sa créance, non pas seulement sur les immeubles de la succession spécialement hypothéqués, mais encore sur tous les immeubles de la succession.

Ainsi s'était modifiée l'obligation *in solidum*; et nos jurisconsultes des xve et xvie siècles qui ne pouvaient admettre cette action personnelle et hypothécaire (1) , en firent deux actions distinctes et séparées : l'une, la personnelle se donnera contre l'héritier jusqu'à concurrence de sa part et portion; l'autre, à laquelle on appliquera les principes de l'action hypothécaire romaine, se donnera contre l'héritier pour le tout.

Donc, la différence qui existe entre le système des coutumes du nord et le système des coutumes des xve et xvie siècles, c'est que,

_____

(1) Voir Loyseau : *Du déguerpissement*, liv. 3, c. 2.

dans les premières, l'héritier peut être poursuivi pour le tout personnellement et hypothécairement; tandis que dans les secondes,
l'héritier ne pourra être poursuivi pour le tout que hypothécairement, et jusqu'à concurrence de sa part et portion par l'action
personnelle.

Cette théorie, nous la trouvons à sa naissance dans Charondas,
et nous la trouvons formulée dans d'autres passages de nos vieux
auteurs :

D'après les *Coutumes notoires*, n° 82: « Homme marié et
» obligié en lettres sans sa femme, oblige son hoir personnelle-
» ment et hypothécairement à payer et sa femme à la moitié tant
» seulement personnellement, » Nous trouvons dans ce passage la
confirmation expresse de l'existence de cette hypothèque, que
la transmission héréditaire fait naître sur les biens de l'héritier.

On avait cherché, autant que possible, à combattre cette obligation *in solidum* de l'héritier, mais la pratique l'avait toujours
maintenue, et, Lebrun nous apprend qu'au Châtelet de Paris, on
jugeait toujours invariablement d'après l'ancienne coutume
(V. Lebrun, *Traité des successions*, t. II, p. 271, n° 23).

49. Nous venons d'indiquer, comme conforme à la saisine, l'obligation pour le tout de l'héritier, aux dettes de la succession ; mais
ces principes, conservés purement dans quelques coutumes,
furent abandonnés par d'autres : suivant que les principes du droit
romain eurent plus ou moins d'influence. Nous ne voulons pas
quitter cette matière, sans présenter un tableau, où seront retra-
cées toutes les particularités que nous offrent, à cet égard, les
coutumes.

Dans notre ancienne jurisprudence des pays de coutume, les
règles relatives au paiement des dettes variaient, suivant que l'on
envisageait les relations des héritiers avec les créanciers, ou des
héritiers entre eux.

On distinguait le droit de poursuite et la contribution.

Les règles du droit de poursuite avaient pour but de déterminer
dans quelle proportion les créanciers de la succession pouvaient
poursuivre chacun de ses successeurs.

Les règles de la contribution déterminaient dans quelle proportion les dettes de l'hérédité devaient être réparties et défiuiti-

vement supportées entre les différents successeurs qui la recueil-
laient.

Droit de poursuite.

50. Les coutumes, envisagées sous le rapport des règles du droit
de poursuite, peuvent être rangées dans plusieurs groupes :

a) Les unes donnaient aux créanciers une action *in solidum*
contre l'un des héritiers.

Dans cette première division viennent se ranger les coutumes
du nord de la France : Hainaut, Artois, Lille, Douai, Amiens,
Cassel, Bourgogne et Bretagne. La coutume de Cassel présente
une disposition spéciale que nous devons signaler. « Art. 226 :
» Chaque créancier pourra poursuivre son deu pendant l'an et jour
» contre la maison mortuaire ; et après toutes les actions person-
» nelles *activé* et *passivé* se partagent entre les héritiers *a rata*
» de ce qu'ils prennent et de ce qu'ils possèdent ; l'action réelle
» suit toujours le fonds. »

Ces coutumes contenaient les principes purs de notre droit
coutumier ; Pothier, dans son *Traité des successions*, blâme
la rigueur de cette obligation *in solidum* ; et devant l'envahisse-
ment du droit romain, cette obligation ne devait que disparaître
peu à peu.

Peut-être, ces coutumes contenaient-elles un moyen trop énergique d'écarter les principes désastreux de la division des dettes ;
mais alors, on ne peut qu'applaudir aux dispositions de la coutume
de Bourgogne et à la jurisprudence de Normandie.

D'après les dispositions de la coutume de Bourgogne, les dettes
héréditaires sont payées sur toute la masse de la succession ; et,
d'après la jurisprudence du Parlement de Normandie, les créanciers héréditaires ont une hypothèque tacite sur tous les biens de
la succession, pour garantir le paiement de leurs créances.

Dans ces deux coutumes, on garantissait le créancier contre les
conséquences de la division des dettes, on préservait le patrimoine
de l'héritier : le créancier ne pouvait atteindre que le patrimoine
de la succession.

b) D'après d'autres coutumes (Cambrai, Bruxelles, Metz), les

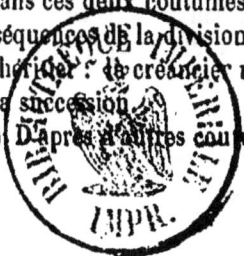

7

créanciers, avant de poursuivre les détenteurs d'immeubles héréditaires, devoient discuter les meubles provenant de la succession.
Ces coutumes consacraient par leurs dispositions un des principes
de notre ancien droit coutumier : les dettes suivent les meubles.

c) D'autres coutumes no faisaient supporter à l'héritier, que les
dettes, qui provenaient du patrimoine auquel il succédait ; c'était
une application rigoureuse de la règle : *paterna paternis, materna
maternis* (Marche, Auvergne). Pothier nous apprend que tel n'était
pas le droit commun de la France, mais que ces dispositions étaient
exceptionnelles.

d) D'autres coutumes, celles-ci en plus grand nombre, avaient
adopté le principe romain de la division des dettes, et les créanciers ne pouvaient poursuivre l'héritier que jusqu'à concurrence
de sa portion héréditaire (Calais, Senlis, Paris, Etampes). Cette
disposition était même de droit commun, suivant la règle de
Loysel (liv. II, t. V, n° 11). « Les héritiers sont tenus des faits et
obligations du défunt, personnellement chacun pour sa part. »

Dans ces coutumes, l'aîné, qui prenait dans la succession une
portion supérieure à celle des autres enfants, n'était pas tenu des
dettes pour une part plus forte ; on le considérait en effet comme
préciputaire. Tel était le droit commun.

51. Enfin , pour compléter cette matière, les héritiers qui suc-
cèdent à des biens de différente nature ne sont tenus des dettes
héréditaires que proportionnellement aux biens qu'ils perçoivent
dans la succession ; mais, jusqu'à la ventilation des biens, on les
poursuit pour leur portion virile (Auxerre, art. 246 et Pothier).

Et lorsqu'à une même succession sont appelés des héritiers et
des légataires, les créanciers héréditaires peuvent poursuivre pour
l'entier montant des dettes, les héritiers légitimes ; à eux de recourir contre les légataires, quand ils auront tout payé.

Tel était l'ensemble de la législation coutumière, relative au
droit de poursuite.

Quelques coutumes avaient cherché, par plusieurs moyens, à
éviter le résultat souvent inique, de la division des dettes entre
cohéritiers. Mais le principe romain avait triomphé, et Pothier
attaque violemment les partisans de l'action *in solidum* sur les
biens de la succession (Bourgogne) et de l'action hypothécaire au
profit du créancier, dès le décès du *de cujus*.

Contribution aux dettes.

52. Nous rangerons les dispositions des coutumes en plusieurs catégories :

a) D'après les unes, les héritiers aux meubles doivent payer les dettes personnelles et mobilières, tel est un des principes certain de notre ancien droit coutumier (Hainaut, Artois, Douai, Thionville).

b) D'autres coutumes font contribuer au paiement des dettes personnelles, l'héritier des meubles, acquêts et conquêts immobiliers (Clermont en Beauvoisis, Nivernais, Bourbonnais, Marche).

c) Les héritiers qui succédaient par égale portion aux meubles et aux immeubles contribuaient au paiement des dettes *proportione hereditarid* (Cour de Paris, droit commun).

Quand il y a des légataires ou des donataires, l'héritier qui a payé toute la dette, a un recours contre les légataires et les donataires.

§ 2. *Transmission de la possession.*

53. L'héritier saisi devient, du moment même de la mort de son auteur, possesseur de tout ce que le défunt possédait : la possession, par le seul effet de la loi, passe du défunt au successeur. Voilà l'effet le plus considérable de la saisine héréditaire, considérable par l'intérêt pratique qu'il présente, considérable par l'opposition qu'il présente avec les principes du droit romain.

Nous ne pourrons comprendre cette transmission de possession par la saisine héréditaire, qu'en la rattachant à la théorie générale de la saisine dans notre ancien droit.

Celui qui possédait une chose pendant an et jour, à titre de propriétaire *nec vi, nec clam, nec precariò*, était présumé propriétaire de la chose et on disait qu'il avait la vraie saisine :

« Nos apelons veraie sesine, quant aucun remaint, sesi an et » jors comme sires..... à l'en eue et à la seue de celui qui de-

» mander puet et, no vaut demander et so test. » (Livre de justice et de plet.)

La vraie saisine résultait encore de la transmission qui en avait été faite solennellement par les parties, ou par le juge.

« Pour avoir la saisine il faut avoir possédé an et jour, à moins
» qu'on n'ait été ensaisiné par le seigneur dont la chose conten-
» tieuse est mouvante, car la saisine donnée par le seigneur vaut
» celle qui est acquise par an et jour. » (Delaurière, art. 96, C. de Paris, Ducange, v° *investitùra*.)

Celui qui possédait une chose avec juste titre, au vu et au su du propriétaire, *nec vi, nec clam, nec precariô*, n'avait que la simple saisine de la chose, si sa possession n'avait pas duré an et jour. Ce possesseur était en train d'acquérir la vraie saisine à laquelle il n'était pas encore arrivé.

54. Dans notre très-ancien droit coutumier (avant le XIIIᵉ siècle), la vraie saisine constituait, pour le saisi, une présomption de propriété : d'où la conséquence, que les fruits par lui perçus devenaient sa propriété ; qu'en cas de procès, il devait, pendant la durée de l'instance, garder la possession de la chose, et si l'adversaire ne prouve pas son droit d'une manière certaine, la saisine doit lui rester. De plus, la vraie saisine rendait la position du saisi inattaquable, lui fournissait une exception péremptoire contre toute action en revendication, et donnait naissance aux actions possessoires. La simple saisine, sans produire des effets aussi radicaux, permettait au possesseur de garder les fruits perçus ; de se faire restituer contre toute dépossession violente, et de rester en possession de la chose, si l'adversaire ne prouvait pas la supériorité de son titre. Le juste titre, sur lequel la simple saisine était basée, permettait au possesseur saisi de joindre sa possession à celle de son auteur.

Mais bientôt ce délai d'un an, d'une application si fréquente dans notre ancien droit coutumier, parut trop court pour faire acquérir la propriété. On appliquera les principes de la prescription romaine ; et le délai d'an et jour fut restreint à l'acquisition de la possession. A partir de ce moment, la vraie saisine ne produira plus une exception péremptoire contre les actions en revendication, mais donnera au possesseur les actions possessoires ; le possesseur gardera encore les fruits par lui perçus ; sera maintenu en possession pendant le procès, et si l'adversaire ne prouve son droit, il restera en possession.·

55. En cas de succession, la saisine est transmise par le seul effet de la loi aux successeurs légitimes du défunt. Ce dernier est censé s'être dépouillé à leur profit de sa saisine; d'où la conséquence que les héritiers peuvent invoquer la possession de leur auteur, et invoquer à leur profit tous les effets de la vraie saisine.

« 1° Le successeur est tout saisi de droit, ainsi comme dit est, » et ne luy est nécessaire d'aller ni au seigneur, ni au juge, ni » autre, mais de son autorité se peut de fait ensaisiner. » (Grand coutumier, liv. II, c. 21.)

Et Beaumanoir, C. de Beauvoisis, c. 6. « Se aucun ne lie » empêche sesine, il ne li est pas mestier que il en face de- » mande, car il puet entrer dans la chose dont drois ou coustume » li donne la sesine, sans parler à seigneur. »

Et *Etab*. de Saint-Louis, liv. II, c. 4.

L'héritier avait donc le droit de se mettre en possession des biens de l'hérédité, si personne ne les possédait; la saisine, que le défunt lui avait transmise, le dispensait de demander au seigneur ou au juge l'ensaisinement.

2° Si un tiers possédait violemment les immeubles composant la succession, l'héritier saisi pouvait intenter contre lui l'action en réintégrande, pour cela il n'avait à prouver contre lui que la dépossession violente.

« De quelque chose que je sois en sesine, et quele sesine que » soit, bonne ou mauvaise, et de quelque temps que che soit, » soit grant ou petis, qui m'oste de chele sesine sans jugement » ou sans justiche, je dois estre resesis avant toute euvre, si » je le requiers..... » (Beaumanoir, c. 32).

3° Si un tiers se trouvait en possession d'un bien héréditaire, ou bien ce tiers possédait déjà au décès du *de cujus;* ou bien depuis le décès seulement il s'était mis en possession des immeu- bles héréditaires.

Dans le premier cas, l'héritier ayant reçu du défunt, la posses- sion exerçait l'action possessoire, que le défunt aurait eu le droit d'intenter s'il n'était pas mort, et, par suite, il fallait qu'un an ne se fût pas écoulé entre l'action intentée et la mise en possession du tiers.

Dans le second cas, l'héritier était censé posséder tous les biens de la succession et dans l'année du décès; il pouvait exercer contre les tiers possesseurs de la succession, l'action en complainte. Ce délai d'un an était une déchéance et peu importait le temps qu'avait duré la possession du tiers détenteur; si un an était écoulé depuis le décès, l'héritier ne pouvait plus exercer la complainte.

Dans ce dernier cas, la position de l'héritier était préférable à celle du *de cujus*, pour l'héritier la succession constituait un juste titre, et, par suite, pendant l'instance possessoire, il pouvait réclamer la possession intérimaire : or, dans la même hypothèse, peut-être le *de cujus* n'aurait-il pas eu la possession intérimaire.

Tels sont les effets que l'on attribue en général à la saisine héréditaire (Pothier, Lebrun, Tiraqueau); avant d'aller plus loin, nous ferons remarquer le point de vue auquel ces auteurs se sont placés : ils comparent toujours l'héritier saisi, à l'héritier externe des Romains.

Telle était la saisine héréditaire de notre ancien droit coutumier. Il nous reste à étudier les modifications que ces principes ont subies sous l'empire du Code Napoléon, et là encore nous allons nous trouver en présence de difficultés considérables, et de controverses bien vives et bien graves.

CODE NAPOLÉON

DE LA SAISINE HÉRÉDITAIRE.

1. Nous avons vu (Droit coutumier, n°ˢ 44 et seq.) les avantages principaux que la saisine entraînait avec elle ; nous connaissons son origine : née sur les bords du Rhin, produit d'une civilisation encore dans l'enfance, elle s'est développée dans notre droit coutumier, et s'est modifiée en présence des principes du droit romain.

La législation intermédiaire, qui modifia si profondément les principes des successions, laissa subsister dans son intégrité la règle, le mort saisit le vif. Et les rédacteurs du Code Napoléon l'ont formellement consacrée dans l'article 724 : « Les héritiers » légitimes sont saisis de plein droit, etc. ; les enfants naturels, » l'époux survivant, l'Etat, doivent se faire envoyer en possession » par justice... »

Pour expliquer cette disposition de notre droit actuel, nous suivrons les quatre divisions suivantes :

Dans une première section, nous examinerons : Comment et à quelle époque a lieu la saisine héréditaire ;

Dans une seconde : Quelles personnes ont la saisine, et quelles personnes ne l'ont pas ;

Dans une troisième section, nous envisagerons les effets de la saisine ;

Enfin, dans une quatrième, nous étudierons comment se perd la saisine, et les effets de cette perte.

SECTION PREMIÈRE.

COMMENT ET A QUELLE ÉPOQUE A LIEU LA SAISINE HÉRÉDITAIRE.

2. La saisine est une prérogative que la loi elle-même donne à certaines personnes, en considération de leurs droits personnels.

C'est la loi elle-même, et non le défunt, qui est censée ensaisiner les héritiers ; cette saisine (724, 1004, 718 C. Nap.) opère dès l'ouverture même de la succession, et de plein droit, au profit des personnes qui en sont investies.

Les héritiers légitimes sont saisis de tous les biens, droits et actions du défunt, *à die mortis*.

Les légataires universels (1006 C. Nap.) qui ne se trouvent pas en présence d'héritiers à réserve, sont aussi saisis des biens de la succession dès l'ouverture ; mais souvent, pour savoir à quel moment précis s'opère la saisine à leur profit, il faudra tenir compte du mode d'institution :

1º Le légataire universel, institué purement et simplement, est saisi des biens de la succession dès l'ouverture (1006 C. Nap.);

2º Le legs universel a été fait « sous une condition dépendante » d'un événement incertain, et telle que, dans l'intention du » testateur, la disposition ne doive être exécutée qu'autant » que l'événement arrivera ou n'arrivera pas. » Dans ce cas, la position du légataire universel ressemble à la position de l'héritier du second degré ; son droit ne se réalisera que si la condition imposée vient à s'accomplir ; de même l'héritier du second degré n'arrivera à la succession que si l'héritier du premier degré vient à ne pas la recueillir : la situation est la même dans les deux cas. La solution sera aussi la même : le légataire universel, titulaire de droits conditionnels, pourra faire tous les actes conservatoires de son droit, mais la saisine de plein droit ne lui appartiendra qu'à partir de l'arrivée de la condition.

Si le légataire universel venait à mourir avant l'arrivée de la condition, la disposition serait caduque, et les héritiers légitimes profiteraient seuls de cette nullité (1040 *in fine*).

Si la condition, imposée au legs, « ne fait que suspendre » l'exécution, dans l'intention du testateur » (1041 C. Nap.), nous accorderions, dans ce cas, la saisine au légataire universel : vis-à-vis des tiers, il pourrait exercer tous les droits qui résulteraient pour lui de son legs, tous les droits que la saisine lui conférerait ; mais, vis-à-vis des héritiers légitimes, il devrait respecter la volonté du défunt et attendre l'arrivée de la condition.

3° Si le legs universel est fait sous une condition résolutoire, le légataire universel sera saisi à *die mortis;* il a, en effet, dès l'ouverture de la succession, tous les droits du propriétaire véritable, d'un légataire pur et simple ; il n'y a pas de raison pour lui refuser la saisine de plein droit. Si la condition vient à manquer, il sera censé avoir été institué purement et simplement ; — si, au contraire, la condition en s'accomplissant vient à résoudre son droit, l'héritier légitime sera censé avoir toujours été héritier, et la saisine du légataire universel disparaîtra rétroactivement.

3. Le légataire universel est saisi des biens de la succession, de plein droit, quand il ne se trouve pas en présence d'héritiers à réserve (1006 C. Nap.). Tel est le principe général auquel la loi française n'indique aucune exception. Sans doute, dans certains cas particuliers et spéciaux, le légataire universel n'aura pas la jouissance immédiate et effective des droits que lui confère la saisine, mais la saisine ne lui en reste pas moins. Nous arrivons ainsi à l'explication des art. 1007-1008 du C. Nap.

4. Le légataire universel est saisi de plein droit des biens de la succession (1006 C. Nap.), et cette solution ne présente aucun inconvénient, le droit du légataire étant basé sur un titre authentique ; les héritiers légitimes non réservataires n'auront à exercer que les droits au fond, attaquer le testament et en faire prononcer la nullité.

Fallait-il appliquer une solution identique quand le légataire universel ne tenait son droit que d'un testament mystique ou olographe ? Le législateur ne l'a pas cru : il accorde bien la saisine aux légataires universels, mais il leur défend d'entrer en possession de l'hérédité avant d'avoir demandé au président l'envoi en possession. En d'autres termes, l'exercice de la saisine est retardé jusqu'à l'accomplissement des formalités prescrites par le législateur pour procurer l'ouverture, constater la régularité, et assurer la conservation du testament.

Cette demande d'envoi en possession constitue un acte de juridiction gracieuse, et, par suite, ni le demandeur ne peut attaquer par aucune voie de recours la décision du président, ni les héritiers légitimes ne peuvent former opposition à la demande d'envoi en possession, et, cette demande prononcée, ne peuvent jamais l'attaquer.

Cette demande se forme par requête auprès du président du tribunal de première instance, qui ordonne ou non l'envoi en possession.

Le président, saisi de cette demande, doit examiner sommairement la régularité apparente du testament et le caractère d'universalité du legs.

Cette mesure ne porte nullement atteinte aux droits des héritiers légitimes ; ils peuvent encore faire tous actes conservatoires de leurs droits et attaquer, au fond, le testament dont le légataire universel tient ses droits.

Par l'envoi en possession, le légataire universel, institué par testament olographe ou mystique, se trouve dans la position du légataire universel institué par testament authentique, en un mot il obtient l'exercice de la saisine, dont la loi lui avait donné la jouissance. Mais cet envoi en possession laisse les parties dans leur position respective et ne touche nullement à leurs droits. Par exemple, si l'écriture du testament olographe est déniée, malgré l'envoi en possession du président, le légataire universel n'en sera pas moins tenu de procéder à la vérification d'écritures et de faire preuve de ses droits (1324 C. N., 193 P. C.). Dans tous les autres cas, dans toutes les autres hypothèses, dans toutes les contestations entre les héritiers légitimes et le légataire universel, c'est à ce dernier qu'appartient le rôle de défendeur, en vertu de la saisine dont la loi l'a investi. C'est lui qui, pendant le procès, aura la possession de la chose, à moins que, par suite de circonstances exceptionnelles, l'héritier légitime n'ait obtenu la mise en séquestre des biens de la succession (1961 C. Nap.)

5. Quand le testament a été fait à l'étranger, et qu'il contient une institution de légataire universel, la saisine lui appartient de plein droit (1006 C. Nap.) ; mais pour l'exercice, il devra, d'après l'art. 1000 C. Nap., avoir fait enregistrer le testament « au bureau » du domicile du testateur, s'il en a conservé un, sinon au » bureau de son dernier domicile connu en France ; et si le tes-

» tament contient des dispositions d'immeubles qui y seraient
» situés, il devra être, en outre, enregistré au bureau de la
» situation de ces immeubles, sans qu'il puisse être exigé un
» double droit. »

Malgré l'accomplissement de cette formalité, l'exercice de la
saisine pourra ne pas encore appartenir au légataire universel :
il pourra y avoir lieu à appliquer les art. 1007 et 1008 C. Nap.

SECTION II.

QUELLES PERSONNES ONT LA SAISINE ET QUELLES NE L'ONT PAS.

6. La saisine résulte de la loi elle-même, et de là plusieurs
conséquences importantes :

1° Toute personne appelée à la succession sera saisie des biens
de la succession, sous la seule condition d'être capable de succéder : le mineur, l'interdit, le furieux sont saisis de la succession ;

2° L'indigne, qui, jusqu'au moment où l'indignité a été
prononcée contre lui, a pu valablement recueillir les biens de la
succession, est saisi des biens qui la composent jusqu'au jugement
qui vient l'en dépouiller ;

3° L'héritier, pour être saisi, n'a pas besoin de connaître l'ouverture de la succession à son profit : il est saisi, *etiam ignorans*,
de tous les biens qui constituent l'hérédité.

7. Quelles sont les personnes héréditairement saisies? Pour
résoudre cette question, nous étudierons successivement l'hérédité
ab intestat, et l'hérédité testamentaire.

§ 1.

Hérédité AB INTESTAT.

Le principe général se trouve consigné dans l'art. 724 : « Les
» héritiers légitimes sont saisis de plein droit des biens, droits et
» actions du défunt.... » Donc, tout héritier légitime, c'est-à-dire

toute personne appelée à la succession en vertu d'un lien de parenté légitime, se trouvera investie de plein droit de la saisine héréditaire. Les successeurs irréguliers qui viennent recueillir une portion du patrimoine du défunt ne jouissent pas de la saisine ; ils doivent demander à justice l'envoi en possession s'ils viennent seuls à la succession, ou intenter contre les héritiers légitimes une action en délivrance s'ils sont en concours avec ces derniers.

L'article 724 s'exprime ainsi : « Les enfants naturels, l'époux » survivant et l'Etat, doivent se faire envoyer en possession par » justice dans les formes qui seront déterminées. » Ces termes de l'article ne doivent pas être entendus d'une façon limitative ; il faut imposer l'obligation de la demande d'envoi en possession à tout successeur irrégulier, quel qu'il soit.

Par conséquent, nous soumettrions à la demande d'envoi en possession les père et mère, les frères et sœurs de l'enfant naturel, qui, dans certains cas, viennent recueillir une portion des biens héréditaires de ce dernier (art. 765-766 C. N.).

Les enfants naturels ne sont tenus de demander l'envoi en possession que quand, à défaut de parents au degré successible, ils recueillent toute la succession ; s'ils se trouvent en concours avec des parents du *de cujus*, ils doivent leur demander la délivrance de leur portion héréditaire.

8. La saisine appartient-elle aux parents légitimes collectivement, ou bien au contraire aux héritiers appelés en première ligne par la loi ? Dans l'ancien droit, nous l'avons vu, la saisine appartenait à tous les parents du défunt d'une manière collective : mais nous savons combien cette idée contrariait les principes du droit romain ; aussi avons-nous signalé l'opposition des jurisconsultes du xviie siècle à adopter cette solution. Les rédacteurs du Code Napoléon n'ont pas voulu, dans cette matière, apporter d'innovations ; ils ont suivi pas à pas leur guide habituel, Pothier, consacrant ainsi les théories des auteurs des xviie et xviiie siècles.

Aussi pensons-nous que, sous le Code Napoléon, la saisine n'est que l'apanage des héritiers du premier degré, que seuls ils sont investis de plein droit des biens, droits et actions du défunt.

9. Jusqu'au partage, les parents appelés à la succession ont une vocation, au moins éventuelle, à la totalité de la succession et, par suite, ils ont la saisine sur tous les biens héréditaires et non pas seulement dans la mesure de leur part et portion. De là, nous

tirons plusieurs conséquences très importantes : le cohéritier détenteur de biens héréditaires pourra exercer pour le tout, contre les tiers détenteurs, les actions en revendication, sans que ces derniers puissent lui opposer l'*exceptio plurium cohæredum ;* le débiteur qui aura effectué le paiement de sa dette entre les mains de l'un des héritiers sera valablement libéré.

Le principe de la saisine *in solidum* n'a pas cependant été admis en droit français d'une manière complète; le principe de la division des dettes et créances vient lui faire échec. Nous aurons à revenir sur ces points, un peu plus bas, et nous verrons si notre Code est, à ce point de vue, exempt de toute critique.

10. Les héritiers du premier degré sont seuls saisis de plein droit des biens, droits et actions du défunt ; mais, nous le savons déjà, ils peuvent à volonté se dépouiller de la saisine que leur confère la loi ; ils peuvent renoncer à la succession : par cette renonciation, ils sont censés n'avoir jamais été héritiers (785, C. N.), et, par suite, les héritiers du second degré, devenus héritiers en première ligne, sont saisis de la succession *à die mortis,* et il n'est pas nécessaire pour eux d'accepter la succession ; ils sont héritiers, tant qu'ils n'ont pas renoncé. L'acceptation, pour ces héritiers, ne laisse pas cependant que de présenter de très-grands avantages ; les héritiers du premier degré qui ont déjà renoncé ont le droit (790) de reprendre la succession, « tant que la pres- » cription du droit d'accepter n'est pas acquise contre eux, et tant » que la succession n'a pas été acceptée par d'autres héritiers. »

La saisine des héritiers du second degré est, on le voit, soumise à une double condition résolutoire : à une première condition résolutoire, la renonciation des héritiers saisis ; à une seconde condition résolutoire, l'acceptation des héritiers du premier degré qui ont déjà renoncé.

On avait argumenté de cet article 790, pour soutenir que les héritiers du second degré n'étaient pas saisis, après la renonciation des héritiers du premier degré ; nous ne pouvons pas accepter cette solution : les héritiers du second degré sont héritiers du premier degré, et ils sont censés l'avoir toujours été : donc ils doivent avoir la saisine. Sans doute, cette saisine n'a pas autant d'énergie que la saisine des héritiers du premier degré, mais faut-il pour cela la nier ? et puis, pour être conséquent, ne faudrait-il pas nier l'existence de la saisine, au profit de l'héritier dont le cohéritier a rononcé à la succession? et cette solution n'est pas soutenable. On ne peut pas même distinguer, suivant qu'il s'agit de cohéritiers ou d'héritiers de degrés différents : rien dans les textes de la loi n'autorise cette distinction.

11. Les enfants issus d'un mariage putatif, les enfants légitimés, jouissent de tous les droits de l'enfant légitime et, par suite, ils ont la saisine, dans les cas où ce dernier pourrait lui-même l'invoquer.

L'enfant adopté (348, C. N.) conserve tous ses droits dans sa famille naturelle, par suite, il sera saisi des successions qui lui proviendront de ce chef; mais l'adoption (350, C. N.) établit une parenté entre l'adoptant et l'adopté, et ce dernier a sur les biens du père adoptant les mêmes droits que l'enfant légitime; par suite, s'il vient à la succession de son père adoptant, il jouira de la saisine.

12. Dans le cas des articles 351, 352 du Code Napoléon, nous pensons que l'adoptant qui vient reprendre dans la succession de l'adopté, ou des descendants de l'adopté, les biens par lui donnés, ne jouit pas de la saisine : la succession légitime, réglée par la loi, est seule soumise aux règles de la saisine; mais ici on se trouve en présence d'une succession anormale, d'une succession pour laquelle il faut considérer l'origine des biens.

Nous donnerions une solution analogue pour le cas où l'ascendant succède seul, à l'exclusion de tous autres, aux biens par lui donnés à son descendant mort sans postérité. Sans doute, nous reconnaissons bien ici un droit de succession *ab intestat*, mais ce droit ne peut jamais comprendre que certains biens déterminés, ne constitue pas une vocation même éventuelle à la totalité de la succession; il repose sur un principe étranger aux successions ordinaires (origine des biens, 732, C. N.) et, par suite, il nous semble logique d'admettre que l'ascendant donateur ne jouira pas de la saisine héréditaire dans le cas de l'article 747. Il ne faudrait pas, pour combattre cette opinion, argumenter de ce que l'ascendant contribue au paiement des dettes; car, nous le verrons bientôt, l'obligation aux dettes ne résulte pas de la saisine, mais bien plutôt de ce que l'on recueille une part de l'*universùm jus defuncti*. Or, dans notre espèce, l'ascendant recueille une portion déterminée du patrimoine du défunt; à ce titre, il est tenu d'une portion correspondante de dette.

13. Aux héritiers légitimes, les rédacteurs du Code Napoléon ont opposé les héritiers irréguliers : ce sont les personnes qui viennent prendre une portion de la succession, sans être rattachées au *de cujus* par les liens de la parenté légitime. Nous avons, en droit français, trois ordres de successeurs irréguliers : les enfants naturels, l'époux survivant, l'Etat. A défaut de parents, ils viennent recueillir toute la succession ; les enfants naturels ne viennent pas à la succession à défaut de parents seulement, mais concourent encore avec les héritiers légitimes.

Les héritiers irréguliers (724, C. N.) n'ont pas la saisine, et ils doivent demander à justice l'envoi en possession.

Faut-il borner l'application de ces règles à l'Etat, au conjoint survivant et aux enfants naturels? ou bien en généraliser l'application, et les étendre à tous les cas de succession irrégulière? Nous donnons la préférence à cette dernière opinion : les personnes qui viennent à la succession d'un enfant naturel, par exemple, en vertu des articles 765, 766 du Code Napoléon, ne sont pas ses parents légitimes, mais de simples successeurs irréguliers : donc ils sont soumis, par l'article 724, à la demande d'entrée en possession. Que nous importe, du reste, le silence des articles 769 à 773? Ils ne font que réglementer l'envoi en possession lui-même, sans préciser limitativement les cas où la demande est nécessaire.

Cependant, dans le cas spécial des articles 765, 766 du Code Napoléon, nous ne voudrions pas appliquer trop rigoureusement notre règle : dans l'espèce, on se trouve en présence d'une personne, enfant naturel, qui ne peut avoir pour parents légitimes que ses enfants ou descendants ; à quoi bon toutes ces formalités prescrites pour l'envoi en possession? Aussi pensons-nous que le père et la mère, qui ont reconnu l'enfant naturel (765, C. N.), les frères et sœurs légitimes (improprement), en cas de prédécès du père et de la mère (766, C. N.), sont soumis à la demande en justice d'envoi en possession ; ils ne sont pas, en effet, joints au défunt par un lien de parenté légitime : ils sont successeurs irréguliers et par suite (724, C. N.) astreints à demander l'envoi en possession. Mais, comme dans l'espèce les formalités qui doivent précéder l'envoi en possession sont inutiles, nous pensons que le tribunal saisi de la demande d'envoi en possession, pourrait parfaitement dispenser les parties des formalités ordinaires.

14. La loi, qui impose à certaines personnes l'obligation de

demander l'envoi en possession, quand elles viennent à la succession, à défaut de parents, n'agit pas ainsi en haine de ces successeurs, mais elle proscrit ces mesures dans l'intérêt des ayants-droits.

C'est par requête au tribunal que l'héritier irrégulier demande l'envoi en possession, et, pour l'obtenir, il doit remplir deux formalités importantes : faire apposer les scellés et faire inventaire (769). Par là, l'héritier irrégulier n'agira qu'en connaissance de cause, et n'acceptera la succession qu'après en avoir fait dresser un inventaire exact.

Le tribunal ne peut ordonner l'envoi en possession qu'en l'absence de réclamations de la part des héritiers légitimes : d'où la conséquence que l'on doit porter à la connaissance du public l'ouverture de la succession et la demande d'envoi en possession, faite par un héritier irrégulier. Après trois publications et affiches dans les formes usitées (770, C. N.), le tribunal doit prononcer l'envoi en possession en faveur de l'héritier irrégulier.

L'envoi en possession ainsi obtenu remplace la saisine pour les héritiers irréguliers, et leur confère tous les droits que la saisine donnait aux héritiers légitimes.

Ainsi, les héritiers irréguliers qui ont obtenu l'envoi en possession, peuvent immédiatement entrer en possession des biens héréditaires ; ils sont censés continuer la possession du défunt *a die mortis*. Ils peuvent poursuivre les débiteurs de la succession, peuvent être poursuivis par les créanciers. L'envoi en possession prononcé empêcherait un héritier légitime de revenir sur sa renonciation (790, C. N.). A partir de l'envoi en possession, les héritiers irréguliers ont droit aux fruits de la succession.

15. L'envoi en possession ne leur donne pas un droit définitif et absolu sur la succession elle-même : il les constitue, pour ainsi dire, administrateurs au profit des héritiers légitimes qui pourraient se représenter. Aux héritiers irréguliers, la loi impose l'obligation de faire emploi du mobilier et de donner caution suffisante pour en assurer la restitution (771, C. N.). Mais si trois ans se passent sans réclamation, la caution est déchargée, et l'héritier irrégulier est censé propriétaire définitif des choses que lui avait attribuées l'envoi en possession ; il est encore soumis à l'action en pétition d'hérédité de la part des héritiers légitimes, mais ces der-

niers ne pourront pas critiquer les actes faits avec les tiers par l'envoyé en possession.

La loi étend la demande d'envoi en possession aux enfants naturels, seulement quand ils viennent à défaut d'héritiers légitimes (775, C. N.); autrement, s'ils étaient en concours avec des héritiers légitimes, à ces derniers ils devraient demander la délivrance de leur part héréditaire, et ne seraient plus tenus de demander à justice l'envoi en possession.

16. Les formalités de l'envoi en possession sont prescrites dans l'intérêt des héritiers légitimes : aussi ont-ils droit à des dommages-intérêts, si les héritiers irréguliers ne les ont pas remplies et qu'il en soit résulté pour eux des dommages.

Si l'inventaire, par exemple, n'a pas été dressé, les héritiers légitimes pourraient demander à prouver, par tous les moyens possibles, la consistance du mobilier, par titres, par témoins, par commune renommée.

Ils pourraient même, dans le cas où les publications et affiches n'ont pas eu lieu, demander aux héritiers irréguliers, à titre de dommages-intérêts, la restitution des fruits perçus par l'héritier envoyé en possession.

17. L'envoi en possession ne donne aux héritiers irréguliers que l'exercice des droits qu'ils avaient déjà; ils sont propriétaires *à die mortis* de la part qui doit leur revenir dans la succession; s'ils viennent à mourir avant d'avoir demandé l'envoi en possession, ils transmettent leurs droits à leurs héritiers (759, C. N.). L'envoi en possession ne donne aux successeurs irréguliers que la possession de plein droit des biens du défunt et l'exercice des actions héréditaires, en un mot, l'exercice des droits que la saisine confère aux héritiers légitimes.

§ 2.

Hérédité testamentaire.

18. L'héritier testamentaire est-il saisi des biens de la succession ?

Au conseil d'Etat on discuta très-vivement la question de savoir si le légataire universel serait saisi des biens de la succession, et sur cette question, les deux partis ordinairement opposés se trouvèrent encore divisés ; les uns (Malleville, Portalis, Muraire) tenaient pour la jurisprudence des pays de droit écrit, et donnaient, dans tous les cas, la saisine à l'héritier institué ; les autres (Tronchet, Treilhard et Bigot de Préameneu), soutenant le système des pays de coutumes, voulaient que, dans aucun cas, le légataire universel ne fût saisi des biens de la succession et dût toujours demander la délivrance de son legs aux parents légitimes.

Aucune de ces deux opinions extrêmes ne triompha, et Cambacérès fit adopter par les deux partis un terme moyen : on décida que, dans tous les cas, le légataire universel serait saisi des biens de la succession (1006, C. N.), à moins qu'il ne se trouvât en présence d'héritiers à réserve (1004, C. N.), auquel cas il serait tenu de demander contre ces derniers la délivrance de son legs.

10. Le légataire, par cela seul qu'il a été désigné par le défunt, devient propriétaire de la chose léguée, peut exercer tous les actes conservatoires de son droit, et transmettre à ses héritiers son droit à la chose léguée.

Mais il ne peut pas, de son autorité privée, se mettre en possession de la chose léguée, continuer la possession du défunt, être poursuivi ou poursuivre les créanciers héréditaires. A la saisine seule sont rattachés ces effets. Demandons-nous donc quand le légataire universel est saisi des biens de la succession ?

(1004 C. N.) « Lorsqu'au décès du testateur il y a des héri-» tiers auxquels une quotité de ses biens est réservée par la loi, · ces héritiers sont saisis, de plein droit, par sa mort, de tous les » biens de la succession ; et le légataire universel est tenu de leur « demander la délivrance des biens compris dans le testament. »

Cette décision a un double motif : prééminence du titre de parent légitime vis-à-vis d'un légataire étranger ; nécessité d'assurer aux parents légitimes leur entière réserve.

Le légataire universel, en présence d'héritiers à réserve, n'a pas la saisine, d'où plusieurs conséquences très importantes : il ne peut pas se mettre en possession des objets qui composent son legs ; il doit demander aux héritiers saisis la délivrance de son legs.

Tant qu'il n'a pas obtenu la délivrance, le légataire universel ne peut faire que les actes conservatoires de ses droits ; il ne peut pas poursuivre les débiteurs de la succession, ne peut pas revendiquer entre les mains des tiers les immeubles qui la composent.

La délivrance obtenue, il a les mêmes droits que l'héritier saisi ; il peut se mettre, de son autorité privée, en possession des biens héréditaires, exercer des poursuites contre les débiteurs de la succession et peut être poursuivi par les créanciers du défunt.

20. Le legs est universel quand il contient une vocation, même éventuelle, à l'universalité des biens du disposant : or, comme l'universalité n'est jamais envisagée que comme masse productive, on doit évidemment comprendre les fruits produits comme revenant au légataire universel (*fructus augent hereditatem*). En principe donc, le légataire universel aura droit aux fruits perçus par l'héritier, de l'ouverture de la succession au jour de la demande en délivrance.

Cependant la loi les attribue à l'héritier légitime, si la demande n'intervient pas dans l'année du décès (1005 C. N.).

21. Quand le légataire universel ne se trouve pas en présence d'héritiers à réserve, il est saisi des biens de la succession *à die mortis* (1006 C. N.) ; il est investi de la saisine de plein droit, il est *loco heredis* d'une manière complète.

Mais cette décision ne s'applique qu'au legs universel et jamais au legs à titre universel ou à titre particulier : le légataire, dans tous ces cas, doit demander la délivrance aux parents du *de cujus*.

A quoi reconnait-on le legs universel ? A la vocation, même éventuelle, « à l'universalité des biens du disposant. »

Sans doute le légataire universel peut, dans certains cas déterminés, ne pas recueillir toute la succession, mais ce ne sera que par suite d'un événement accidentel, et « une autre occurrence, » possible en soi, lui aurait donné un émolument égal à l'universalité de son titre, c'est-à-dire l'universalité. » (Observations de M. Labbé, *Journal du Palais*, sur arrêt d'Amiens, 8 mars 1860.)

Ainsi, on s'accorde en général à voir un legs universel dans la disposition qui donne à une personne tout le disponible, parce que cette disposition peut s'étendre même à toute la succession, dans le cas où, au moment du décès, le testateur aurait pu disposer de toute sa fortune.

De même, on comprend très bien l'existence de plusieurs légataires universels : tous ont une vocation éventuelle à la totalité de la succession, mais les droits de chacun trouvent leur limitation dans le droit des autres.

En un mot, « pour savoir si un legs est universel, il faut se » demander : Qu'arriverait-il si les autres dispositions étaient » caduques? Le legs dont il s'agit embrasserait-il l'universalité ? » Si la réponse est affirmative, le legs est universel. » (Cassation, 7 août 1827 ; D. 27, I, 402, paroles de M. Nicod.)

Quand le legs est universel et qu'il n'existe pas d'héritiers à réserve (1006 C. N.), le légataire universel a la saisine : il jouit de toutes les prérogatives de l'héritier légitime.

22. Mais, dans certains cas particuliers, on peut être très embarrassé pour apprécier la nature d'un legs, et, pour ne nous occuper que du point qui fait l'objet particulier de notre étude, déterminer si le légataire jouira ou non de la saisine.

Par exemple, quelle est la nature d'un legs d'usufruit de tous les biens d'une personne?

Malgré les termes de l'art. 612 C. N., le legs d'usufruit, même de tous les biens d'une personne, n'est jamais, pour nous, un legs universel : il ne comprend pas, en effet, même éventuellement, l'universalité des biens d'une personne, et par suite n'est pas un legs universel. L'usufruit ne peut jamais être considéré que comme une charge de la nue-propriété, et par suite, dans aucun cas, le legs d'usufruit n'entraînera la saisine au profit du légataire. (Voir observation de M. Rodière, sur arrêt de Cassation, req. 5 juin 1861. Journal du Palais, 1862, 17. L'annotateur a parfaitement remarqué que cet arrêt ne décidait pas la question en principe, car, au lieu de porter le débat sur les principes généraux de la propriété, on n'avait visé, dans le pourvoi, que l'art. 1044 C. N.).

Mais, au contraire, le parent, même non réservataire, aura la saisine de tous les biens, et c'est à lui que devra s'adresser le légataire d'usufruit pour demander la délivrance.

23. Cette question nous donne la solution d'une autre très intéressante et très délicate : Le testateur a institué un légataire universel de la nue-propriété de tous ses biens et un légataire universel de l'usufruit. Ces deux légataires, qui ne se trouvent pas en présence d'héritiers réservataires, seront-ils saisis? Dans l'espèce, nous n'avons en réalité qu'un legs universel, le legs de la nue-propriété ; lui seul comporte une vocation éventuelle à la totalité de la succession : donc, ce légataire aura la saisine.

Quant au legs d'usufruit, il ne constitue qu'une charge du legs de la nue-propriété, et par suite, n'étant pas un legs universel, il n'entraînera jamais la saisine au profit du légataire.

24. Quand un mineur de 16 à 21 ans a fait un legs de l'universalité de ses biens au profit d'une personne déterminée, ce legs (904 C. N.) ne sera pas maintenu dans l'état où il a été fait, mais restreint à la moitié des biens dont la loi permet au majeur de disposer. Dans ce cas, le légataire universel sera-t-il saisi des biens dont le mineur a pu légalement disposer ? Malgré la controverse qui s'est élevée sur cette question, nous pensons qu'il faut reconnaître la saisine au profit du légataire : s'il ne recueille pas la totalité des biens, il faut reconnaître qu'il n'est pas en présence d'héritiers réservataires, mais de parents auxquels la loi attribue une portion de l'hérédité. On peut remarquer en outre que ce n'est pas l'intérêt des personnes qui seraient appelées à recueillir la succession, mais seulement dans l'intérêt du mineur, pour protéger contre sa faiblesse, que le législateur a limité la faculté de disposer.

Il faut bien le reconnaître, nous ne nous trouvons précisément ni dans le cas prévu par l'art. 1004, nous n'avons pas vis-à-vis de nous d'héritiers à réserve, ni dans le cas prévu par l'art. 1006, car s'il est vrai de dire que le légataire n'a pas vis-à-vis de lui d'héritiers à réserve, il faut reconnaître qu'il est en concours avec des personnes auxquelles la loi attribue une portion des biens du *de cujus* : aussi, admettrions-nous la saisine en même temps au profit du légataire universel et des parents légitimes : notre solution, il nous semble, protège tous les intérêts.

25. Nous adopterions une solution tout-à-fait semblable à la précédente, dans le cas où un legs universel a été fait à un hospice, et où le gouvernement n'a donné le pouvoir d'accepter que pour une certaine portion, réservant l'autre portion des biens aux parents naturels du défunt.

Dans l'espèce, en effet, la vocation à l'universalité de la succession existait au profit de l'hospice ; ce n'est que par suite d'événements accidentels, contingents, que l'hospice n'a pas tout recueilli, mais seulement une portion déterminée ; sa vocation à l'universalité subsiste dans son principe, nous n'avons de modifications que dans les résultats : donc, nous devons reconnaître que l'hospice est saisi des biens de la succession.

En faveur de cette opinion, nous pouvons faire remarquer que le gouvernement, sans porter atteinte à la capacité même de recevoir de l'établissement public, ne fait que donner l'autorisation d'accepter ; il restreint le *jus capiendi* ; il donne à l'établissement public un concurrent, un copartageant ; il laisse venir à la succession une personne favorable et injustement oubliée par le défunt.

Aller plus loin, et décider que le gouvernement, en autorisant l'acceptation pour partie change la nature du legs, d'universel qu'il était le rend legs à titre universel, ce serait évidemment violer la volonté formelle du défunt, et on doit se borner à la respecter.

On ne peut pas soutenir non plus que le legs universel est fait sous la condition d'autorisation du gouvernement, car alors il faudrait refuser à l'hospice le droit d'intenter l'action en délivrance avant d'avoir obtenu l'autorisation du gouvernement. Et ce droit est formellement reconnu à l'hospice par l'art. 11 de la loi du 13 août 1851. (Voir observations de M. Labbé, sur arrêt d'Amiens, 8 mars 1860, *Journal du Palais.*)

26. Il nous reste une autre question. Dans le cas de l'art. 733, la succession se divise en deux branches : l'une pour les parents de la ligne paternelle, et l'autre pour les parents du côté maternel ; dans cette hypothèse, le légataire universel institué se trouve en concours avec un ascendant, héritier à réserve, dans une ligne, et avec des collatéraux dans l'autre ligne. Comment appliquer les art. 1004 et 1006 ? Faudra-t-il refuser complètement la saisine au légataire universel, parce qu'il se trouve en présence d'héritiers à réserve, ou bien, appliquant distributivement les art. 1004 et 1006, faudra-t-il déclarer que le légataire universel sera saisi vis-à-vis des collatéraux et non vis-à-vis de l'ascendant ? Malgré les doutes qui peuvent s'élever sur cette question, malgré l'apparence de vérité de cette dernière opinion, nous préférons la première : le législateur demande d'une manière absolue si le légataire universel se trouve en présence d'héritiers réservataires, et alors il lui refuse la saisine.

Nous ajouterons encore que ce n'est pas seulement pour assurer la réserve à l'héritier que la loi refuse la saisine au légataire universel, mais surtout à cause de la prééminence que le titre d'héritier légitime a sur le titre de légataire universel.

Aussi pensons-nous que la présence d'un seul héritier réservataire empêche la saisine, même partielle, au profit du légataire universel.

27. A qui accorderons-nous la saisine dans l'hypothèse suivante? Un testateur a institué un légataire universel, et il laisse, en mourant, des frères et sœurs et un ascendant réservataire (son grand-père); que faudra-t-il décider? Faudra-t-il admettre la saisine au profit du légataire universel, et raisonner ainsi : Les frères et sœurs du défunt, appelés au premier degré, excluaient de la succession l'ascendant réservataire, et prenaient toute la succession? Or, l'institution du légataire universel n'a fait que priver les frères et sœurs de la portion que la loi leur accordait ; pourquoi donc se plaindraient les ascendants, en quoi l'institution du légataire universel peut-elle leur préjudicier?

Ou, au contraire, faudra-t-il dire : par l'institution du légataire universel, les frères et les sœurs sont censés étrangers à la succession, et alors (1004 C. N.) le légataire universel se trouve en présence d'héritiers à réserve, il n'a pas la saisine, et doit demander la délivrance?

La question s'est présentée dans la pratique, et, le 11 mai 1840, la Cour de Cassation a admis la réserve en faveur de l'ascendant, et a forcé les légataires universels à demander la délivrance. Mais voici sur quoi la Cour a basé sa décision : Dans l'espèce, les frères et sœurs avaient renoncé : or, a-t-elle dit, la renonciation effaçant rétroactivement le titre d'héritier, les frères et les sœurs sont censés n'avoir jamais existé, et le légataire universel se trouvant en présence des héritiers à réserve, doit intenter l'action en délivrance et n'a pas la saisine.

Ce système est-il fondé? Nous ne le pensons pas : car, comment comprendre que les frères et sœurs, appelés à la succession, puissent y renoncer lorsqu'ils n'ont aucun droit à prétendre ; leur reconnaître ce droit, ne serait-ce pas toujours autoriser la fraude? les ascendants réservataires ne paieront-ils pas les frères et sœurs pour obtenir leur renonciation et arriver ainsi à recueillir leur réserve?

Nous n'adoptons pas cependant l'opinion contraire à la Cour de Cassation : nous ne le pouvons pas, en présence des conséquences monstrueuses qu'elle consacre ; elle arrive, en effet, à priver de la réserve l'ascendant donateur, et à « livrer ainsi les derniers jours

» d'un vieillard à toutes les angoisses de la misère, alors qu'il n'a
» plus la force de se procurer des ressources par son travail. »
(Vernet, *Quotité disponible*.)

Nous savons bien que l'on a voulu éviter ce résultat malheureux,
en déclarant que la dette alimentaire au profit de l'ascendant serait
transmissible au légataire universel, mais c'est méconnaître tous
les principes, et détruire complètement la nature de la dette
alimentaire elle-même.

Aussi concilierions-nous de la façon suivante les art. 916, 915,
1004 et 750 C. N. Dans l'espèce, et sans exiger de renonciation
des frères et sœurs, nous reconnaissons la saisine aux ascendants,
et nous forçons les légataires universels à demander la délivrance.
Nous comprenons très bien que la loi ait préféré aux ascendants
les frères et sœurs et nous n'y voyons aucun inconvénient, car
les ascendants auront contre les frères et sœurs une action alimentaire d'autant plus considérable, que l'augmentation de fortune
aura été grande (208 C. N.). Quand un légataire universel vient
recueillir la succession, les frères et sœurs sont bien exclus,
mais alors reparaît le droit des ascendants à la réserve; ils se
trouvent en présence de légataires universels et complètement
dans les termes généraux des articles 916 et 1004.

Le système de la loi ainsi envisagé s'explique très bien : d'un
côté, nous n'avons pas à craindre les renonciations frauduleuses
des frères et sœurs; le droit de l'ascendant subsiste même sans
leur renonciation. Nous n'avons pas à nous occuper de la transmission de la dette alimentaire, la réserve assurée à l'ascendant lui
suffit pour le mettre à l'abri du besoin.

Lorsque les ascendants n'arrivent à la succession que par suite
d'un événement postérieur à l'ouverture de la succession, renonciation d'héritiers du premier degré, leurs droits ont la même
étendue que s'ils avaient existé dès l'ouverture de la succession ;
ils auront la saisine, et c'est à eux que devront s'adresser les
légataires particuliers pour demander la délivrance.

Le légataire universel jouit seul de la saisine ; les légataires à
titre particulier ou à titre universel ne l'ont jamais : propriétaires
des objets légués, ils transmettent ces objets à leurs héritiers, mais
ils ne peuvent exercer les droits qui résultent de leur titre qu'après
avoir obtenu l'action en délivrance.

Ils doivent l'intenter contre les parents légitimes ou les légataires universels, chargés de l'exécution des legs.

28. Les règles sur la saisine héréditaire intéressent l'ordre
public : aussi le législateur ne peut-il jamais en priver les personnes investies par la loi et la donner à d'autres. Cependant, dans le
cas de l'art. 1026 C. N., on permet au testateur de donner à un
tiers la saisine du mobilier pour assurer ainsi l'exécution des
legs par lui laissés. Mais cette saisine ne peut pas être étendue au
delà des limites tracées par la loi elle-même; elle ne peut durer
qu'un an et un jour, et l'héritier légitime ou le légataire universel
peuvent la faire cesser en justifiant de l'exécution des legs laissés
par le défunt (1027 C. N.); elle ne peut porter que sur la totalité
ou une portion du mobilier, mais jamais sur les immeubles héréditaires.

Cette faculté pour le testateur d'investir un tiers de la saisine
du mobilier (1026 C. N.) existe, pensons-nous, même dans le
cas où il y a des héritiers à réserve. Nous ne suivrions pas ici la
distinction consacrée par les art. 1004 et 1006 du C. N.

SECTION III.

EFFETS DE LA SAISINE HÉRÉDITAIRE.

29. L'habile à succéder, appelé à une succession, a trois partis
a prendre :

Ou bien il renonce : il devient alors complètement étranger à
la succession ; s'il l'a administrée, il devra rendre compte aux héritiers ; il est censé n'avoir jamais été héritier (785, C. N.).

Ou bien il accepte la succession : alors s'établit une confusion
immédiate entre les deux patrimoines du défunt et de l'héritier :
ce dernier devient débiteur personnel de tout ce dont le défunt
était débiteur ; il est créancier de tout ce dont le défunt était
créancier ; il a la propriété de tous les objets que le défunt avait
dans son patrimoine, et il peut exercer tous les droits que le
défunt lui-même pouvait exercer.

Au lieu d'accepter purement et simplement, l'héritier peut se constituer administrateur comptable de la succession, pour le compte des créanciers, et restreindre toutes les obligations qui résultent pour lui de la qualité d'héritier aux seuls biens qui font partie de la succession. L'héritier accepte alors sous bénéfice d'inventaire.

Dans ces trois hypothèses, il n'y a plus lieu de s'occuper des effets de la saisine : car, d'un côté, l'héritier a renoncé, et, devenu complètement étranger à la succession, il est censé n'y avoir jamais été appelé. Ou, d'un autre côté, il a consolidé sur sa tête le titre que la loi lui avait donné (acceptation soit pure et simple, soit bénéficiaire), et les obligations qu'il a à remplir ne résultent plus pour lui de la saisine, mais au contraire et seulement de la qualité d'héritier qu'il a définitivement.

Il n'est donc intéressant, on le voit, d'étudier les effets de la saisine que tout autant que l'héritier n'a encore ni accepté, ni renoncé, et qu'il peut encore librement choisir entre les partis que la loi lui offre.

30. L'habile à succéder est saisi : qu'est-ce à dire ? Quels droits la saisine lui confère-t-elle ?

La saisine confère provisoirement à l'héritier présomptif le titre d'héritier, et lui donne l'exercice immédiat des droits que la succession comprend.

Mais la loi, tout en lui conférant des droits aussi étendus, laisse complètement à sa disposition le droit de renoncer, pourvu qu'il n'ait pas déjà accepté la succession d'une manière expresse ou tacite. Alors, en effet, il serait devenu héritier définitivement et ne pourrait plus renoncer (775, C. N., ancien droit : il n'est héritier qui ne veut).

Dès le moment même où la saisine se produit, il s'opère une espèce de subrogation immédiate entre la personne du défunt et de l'héritier ; tous les droits que le défunt avait à sa disposition ; toutes les actions qu'il pouvait intenter, entrent dans le patrimoine de son héritier ; toutes les obligations que le défunt avait contractées deviennent obligations personnelles de l'héritier.

Sans doute, le droit de chaque héritier trouve bien sa limitation dans le droit contraire de son cohéritier ; mais il n'en est pas moins vrai qu'il y a subrogation complète de la personne du défunt, par la personne même de l'héritier, sauf les exceptions expresses contenues dans la loi.

Il faut restreindre la transmission aux seules choses qui en sont susceptibles : par exemple, les objets dont le défunt n'était propriétaire que sous condition résolutoire ne deviendront pas la propriété de l'héritier, si la condition résolutoire est accomplie; de même les droits qui étaient exclusivement attachés à la personne du défunt ne passeront pas aux héritiers : ils se sont éteints avec la personne qui en était titulaire.

Si par l'effet de donations entre-vifs, ou de donations par contrat de mariage, la réserve des ascendants ou descendants a été entamée, ces personnes sont saisies de ce qui excède la part de réserve, et elles ont droit aux fruits des choses (928, C. N.), si la demande en réduction est faite dans l'année du décès; si, au contraire, les donations entre-vifs, même par contrat de mariage (1082-1093, C. N.), ne dépassent pas la quotité disponible, les héritiers légitimes ne seront saisis d'aucun des biens qui les composent : les donataires ont un droit irrévocable que rien ne peut leur faire perdre.

31. Les institués contractuellement ont, dès l'institution valablement faite, un droit acquis irrévocable, droit que ne peuvent plus entamer les dispositions à titre gratuit, et qu'une loi postérieure ne pourrait pas restreindre sans rétroactivité (art. 5, C. N.). Mais ce droit est conditionnel, quant à son ouverture, puisque l'institué doit survivre à l'instituant; éventuel quant à son objet : il faut attendre la mort de l'instituant pour connaître les biens qui en feront partie.

La nature du droit de l'institué participe, comme on le voit, de la nature du droit de l'héritier proprement dit, et par suite la saisine lui appartiendra, quand il ne se trouvera pas en présence d'héritiers à réserve, et que son droit s'étendra à l'universalité de la succession. En dehors de ces cas, nous ne lui donnerons pas la saisine; cependant nous n'astreindrons pas l'héritier contractuel à demander aux héritiers légitimes la délivrance des objets de la donation : il a un droit irrévocablement acquis.

32. Cette transmission de propriété des choses du défunt, au profit de ses héritiers, est-elle une conséquence de la saisine héréditaire? Au premier abord, en rapprochant surtout de l'héritier saisi, la position de l'héritier du droit romain, on serait assez porté à admettre, que la transmission de propriété est un des effets de la saisine. Cependant, nous n'adoptons pas cette opinion; nous ratta-

chons plutôt à la qualité même d'héritier la transmission héréditaire : l'héritier appelé a par cela même un droit de propriété à la
succession ; il vient à mourir, n'est-il pas naturel que ses héritiers
viennent recueillir le droit de propriété, qu'ils trouvent dans le
patrimoine de leur auteur ?

En rattachant à la saisine elle-même la transmission de la propriété, il faudra nécessairement arriver à cette conséquence, que
la transmission ne s'opérera pas à l'égard des personnes qui n'auront pas la saisine : or, cette solution est contredite par un texte
formel (1014, C. N.).

Les légataires, en effet, et les héritiers irréguliers, morts avant
la demande en délivrance ou en envoi en possession, transmettent à leurs héritiers les droits de propriété qu'ils ont aux
choses léguées ; aussi pensons-nous que l'on ne doit pas voir
dans la transmission du droit héréditaire aux héritiers un effet
proprement dit de la saisine elle-même, mais bien plutôt un effet
de la qualité d'héritier. Nous préférons cette explication à une
autre qui a été donnée et qui consiste à distinguer la saisine de
propriété et la saisine de possession. La saisine de propriété
appartiendrait à tous les successeurs réguliers ou irréguliers ; la
saisine de possession serait l'apanage exclusif des héritiers légitimes.

33. La saisine serait donc, d'après nous, complètement étran-
gère à la transmission, au profit des appelés, des droits de propriété du défunt ; elle se bornerait à procurer à l'héritier saisi
l'exercice immédiat de toutes les actions que le défunt pouvait
intenter, et la continuation dans sa personne de la possession du
de cujus.

Nous nous occuperons successivement de la transmission de
possession, et de l'investiture du droit d'action.

§ 1.

Transmission de possession.

34. La possession résultant d'un état de fait ne peut pas se
transmettre ; aussi, quand on parle de la transmission de posses-

sion, n'entend-on que les seuls avantages de la possession, sans comprendre le droit de possession lui-même.

Par l'effet de la saisine, l'héritier est censé continuer la possession de son auteur, sans aucune espèce d'interruption : aussi peut-il se mettre, de son autorité privée, dès l'instant du décès, en possession des choses héréditaires.

Et même si un tiers avait dépouillé le défunt de sa possession, mais que ce dernier n'eût pas encore possédé pendant an et jour, l'héritier investi de toutes les actions que le défunt lui-même pouvait exercer, pourrait intenter contre ce tiers l'action en complainte.

Il pourrait agir de même contre le tiers qui se serait emparé d'un bien de la succession depuis le décès du testateur.

L'action en réintégrande appartient aussi à l'héritier saisi.

L'héritier saisi, comme tous les successeurs à titre universel ou particulier, peut joindre à sa possession celle de son auteur, et parfaire ainsi les délais de l'usucapion (2235, C. N.).

Mais ici se place une remarque importante : dans tous les cas, le successeur ne peut avoir plus de droits que son auteur, d'où la conséquence que la possession transmise est infestée chez le successeur des mêmes vices que chez l'auteur lui-même. Mais ces vices persistent-ils toujours et viennent-ils s'imposer forcément à la possession du successeur? A cet égard, il faut distinguer entre le successeur universel et le successeur à titre particulier. Ce dernier, s'il est de bonne foi, pourra commencer une possession nouvelle, dont la base sera son titre d'acquisition ; et cette possession, exercée par lui *nec vi, nec clam, nec precariò,* lui fera acquérir la propriété par usucapion.

Le successeur universel, au contraire, représente d'une manière complète la personne du défunt ; les obligations de ce dernier deviennent les obligations du premier, et, par suite, en général, les successeurs universels étant garants des faits de leur auteur, continuent la possession de leur auteur avec les vices qui l'infestaient, et ne pourront arriver à l'acquisition de la propriété que par la prescription la plus longue pour les droits réels immobiliers (30 ans).

35. La possession du *de cujus* passe à l'héritier avec tous les vices et tous les avantages.

Si le *de cujus* n'avait de la chose que la détention, l'héritier n'aura, lui aussi, que la détention et non pas la possession : car comment transmettre ce que l'on n'a pas soi-même ? (C. N., 1938-1936).

Si le testateur n'avait qu'une possession précaire, la saisine légale n'aura point pour effet de faire posséder le défunt autrement.

Si le défunt possédait avec juste titre et bonne foi, pour l'usucapion l'héritier n'aura qu'à joindre à sa possession celle du défunt.

Si la possession n'étoit basée sur aucun titre, le successeur ne pourra acquérir la propriété qu'en accomplissant la prescription trentenaire, à moins qu'il ne puisse en fonder une plus courte sur sa bonne foi.

§ 2.

Exercice des actions.

56. Des auteurs ont voulu restreindre la portée de la saisine à la seule transmission de possession (Bugnet). Nous ne partageons pas cette opinion : il nous semble, au contraire, que la saisine donne aux héritiers légitimes l'exercice immédiat de tous les droits dont le défunt était investi. Ainsi, par exemple, l'héritier saisi est investi de la possession dès l'ouverture de la succession ; de même dès l'ouverture de la succession nous lui donnons le droit de poursuivre les débiteurs de la succession, et nous lui imposons l'obligation de répondre à la poursuite des créanciers. L'exercice des actions n'est-il pas en effet pour le créancier ce que la possession est pour le propriétaire, n'est-il pas la jouissance de son droit ?

Aussi, pensons-nous que les successeurs irréguliers non saisis sont bien *d die mortis* propriétaires de ce dont le défunt ou la loi les ont gratifiés, créanciers des portions de créances que la loi ou le défunt leur a attribuées ; mais, de même que l'envoi en possession est nécessaire pour les investir de la possession des choses dont ils ont la propriété, de même l'envoi en possession seul donne aux légataires ou successeurs irréguliers le droit de poursuivre le paiement de ce qui leur est dû.

57. L'héritier, comme nous l'avons dit, remplace la personne du défunt dont il prend toutes les obligations ; son droit s'étend, au moins éventuellement, à la totalité de la succession, et, par suite, nous pensons que l'héritier devrait pouvoir poursuivre, pour le tout, les débiteurs de la succession. Ces derniers, le paiement fait, auraient été valablement libérés, et alors seraient nés entre l'héritier saisi et les cohéritiers des rapports de mandants à mandataires, et dans le partage on se serait tenu compte des sommes perçues.

Nous regarderions encore comme très conformes à la nature même des choses la solution qui donnerait aux créanciers le droit de se faire payer le montant intégral de leur dette par tout détenteur à titre universel de biens héréditaires.

Et, en effet, en ce qui touche principalement la division des dettes, voyons les conséquences du principe. Avant la mort du *de cujus*, ses créanciers chirographaires n'avaient rien à craindre : les biens étaient de beaucoup supérieurs au montant des dettes, et ils avaient un gage tacite sur tous les immeubles du débiteur. Prenons un exemple pour mieux fixer nos idées.

Le *de cujus* avait une fortune de 100,000 francs au moment de son décès, il avait 20,000 francs de dettes. A sa mort, il laisse à sa survivance cinq héritiers dont l'un a reçu en avancement d'hoirie, du vivant du défunt, une somme de 25,000 francs.

Tant que vivra le *de cujus*, les créanciers chirographaires, qu'ont-ils à craindre ? Rien : leurs dettes réunies ne s'élèvent pas au cinquième de la fortune personnelle de leur débiteur ; les immeubles de ce dernier ne sont grevés d'aucune inscription hypothécaire, et en vertu de leurs créances ils ont un gage tacite sur le patrimoine même de leur débiteur. Ils sont donc assurés du paiement de leurs créances.

Le débiteur vient à mourir : les choses changent du tout au tout, et les créanciers chirographaires vont perdre chacun un cinquième de leurs créances. Le paiement, ils ne pourront pas l'obtenir ; et cependant une très grande partie du patrimoine de leur débiteur sera encore entre les mains des héritiers.

Voici en effet ce qui arrive. Le défunt a laissé cinq héritiers et 100,000 francs ; mais l'un des héritiers a reçu en avancement d'hoirie une somme de 25,000 francs. Cet héritier peut accepter ou renoncer, et l'intérêt qu'il peut avoir à préférer à l'acceptation la renonciation pure et simple est à peu près nul. L'héritier accepte la succession : il doit rapporter à la masse le montant de l'avancement d'hoirie à lui fait, et comme il est insolvable, ce rapport ne pourra se faire qu'en moins prenant et constituera toute sa part héréditaire. Chacun des autres héritiers viendra prendre dans la succession pareille somme de 25,000 francs pour se couvrir de ses droits.

Par la mort du débiteur, et par suite de l'effet de la division des dettes, les 20,000 francs de dettes se sont divisés en cinq parties égales ; chacun des héritiers est devenu débiteur personnel vis-à-vis des créanciers de 4,000 francs. Or, dans l'espèce, les créanciers ne peuvent pas poursuivre les héritiers au-delà de 4,000 francs, et comme il y a un héritier insolvable, chacun d'eux perdra un cinquième de sa créance.

Telle est la conséquence forcée du principe de la division des dettes. Ne pourrons-nous pas, dès à présent, faire remarquer la bizarrerie de ces résultats ? Les créanciers avaient, sur le patrimoine du défunt, un droit de gage qui s'étendait à tous ses biens. Comment comprendre qu'un événement, tout-à-fait accidentel, auquel les créanciers étaient tout-à-fait étrangers, ait pu apporter de si graves changements à leur position, et diviser le droit de gage que la loi leur conférait ?

N'est-il pas choquant encore de voir les créanciers d'une personne très-solvable ne pas être payés de leurs créances, et de voir à côté les héritiers profiter des biens de la fortune du *de cujus* ?

38. Cette conséquence du principe de la division des dettes avait déjà été signalée sous notre ancienne jurisprudence : et Pothier et Dumoulin trouvaient, dans ce cas, une exception au principe de la division des dettes.

Sous l'empire du Code Napoléon, cette exception n'a pas été maintenue. Sans doute, si l'acceptation de l'héritier, en faveur duquel l'avancement d'hoirie avait été fait, résultait d'un concert frauduleux entre les divers héritiers, on pourrait se faire payer par les héritiers lotés la portion de dettes grevant la part de l'héritier acceptant ; mais qui ne voit combien ce moyen est chanceux et combien la preuve de la fraude doit être difficile à faire ?

Aussi s'est-on demandé si les créanciers n'auraient pas d'autres moyens d'éviter les conséquences fâcheuses du principe de la division des dettes.

M. Lafontaine, conseiller à la cour d'Orléans, a démontré, d'une façon saisissante, les conséquences fâcheuses de la division des dettes pour les créanciers, surtout en comparant leur situation à celle des légataires, auxquels la loi accorde une hypothèque légale (1017 C. N.). Et, argumentant des articles 2092, 2093 C. N., il reconnaît aux créanciers un droit de gage sur tous les biens de la succession, et leur permet ainsi de se faire payer tant qu'il subsistera des immeubles qui en aient fait partie.

M. Demante, sans aller aussi loin que M. Lafontaine, permet aux créanciers de saisir avant partage les immeubles de la succession, et de se faire payer sur ces immeubles saisis.

Il autorise les créanciers à faire vendre le mobilier de la succession pour se payer des dettes exigibles (826 C. N.).

M. Demante pense encore que par la séparation des patrimoines, les créanciers pourront éviter les conséquences fâcheuses qui résultent pour eux de la division des dettes.

39. De tous ces moyens proposés, aucun, nous semble-t-il, n'est efficace ; l'opinion de M. Lafontaine est en contradiction avec un passage du *Traité des Obligations*, de Pothier, n° 310 ; Pothier prévoyait exactement la même hypothèse que M. Lafontaine, et il est peu probable que les rédacteurs du Code Napoléon aient voulu s'écarter de leur guide habituel.

Les créanciers peuvent-ils saisir avant partage les biens? Nous ne pensons pas que par là ils puissent éviter les conséquences déjà signalées ; il faudra attendre, pour la validité des saisies, l'effet du partage ; or, est-il possible de saisir des biens sur la tête de l'héritier loti en moins prenant?

La séparation des patrimoines est encore inefficace : sans entrer dans de longs développements, tout le monde connaît les controverses qui se sont élevées sur la nature et la portée de la séparation des patrimoines. On compte jusqu'à cinq systèmes principaux : nous croyons que les rédacteurs du Code Napoléon ont adopté l'opinion de Domat, Pothier, Lebrun et Papinien. La séparation des patrimoines n'est un privilège que vis-à-vis des créanciers de l'héritier : donc, les créanciers de la succession ne peuvent exercer ce privilége que dans la mesure de l'obligation personnelle de chaque héritier.

40. Nous pensons donc que la division des dettes et créances s'opère de plein droit à *die mortis*. Nous reconnaissons que, dans certains cas, ce principe peut produire de très fâcheuses consé‑ quences pour les créanciers, conséquences qu'il leur est impossible d'éviter.

N'aurait‑il pas mieux valu, laissant à la qualité d'héritier la portée et l'étendue qu'elle peut avoir, permettre à tout successible d'exercer pour le tout les poursuites contre les débiteurs de la succession, et donner aux créanciers une action *in solidum* sur les biens de la succession ? (Normandie.)

41. L'héritier saisi a un droit éventuel à la succession et à sa totalité : aussi, en cette qualité, peut‑il faire tous les actes con‑ servatoires de son droit (art. 1180 C. N.).

Mais il doit bien prendre garde de ne pas se fermer la porte de la renonciation : il ne doit faire que des actes que son intérêt d'héritier conditionnel explique parfaitement, et qui n'entraînent pas pour lui acceptation d'hérédité ; car, alors, il consoliderait sur sa tête la qualité d'héritier, et il ne pourrait plus la dépouiller.

L'héritier a le droit d'administrer provisoirement la succession : il a, en effet, un droit actuel à cette succession, sauf le droit de répudier, et cette administration se justifie « par l'intérêt qu'il a » à la conservation des biens, tant qu'il n'est point décidé sur le » parti qu'il prendra » (Pothier, *Success.*, c. 3, sect. 3, art. 1er, § 1er), par l'intérêt même des créanciers : car l'héritier administre gratuitement et remplace un administrateur étranger, qu'il faudrait nommer, et qui ne présenterait pas toujours les mêmes conditions de moralité et de solvabilité.

Cette administration de l'héritier engage sa responsabilité : car s'il accepte, soit purement, soit sous bénéfice d'inventaire, il répondra des fautes par lui commises pendant son administration ; s'il renonce, il devra rendre compte de son administration à ses cohéritiers ou aux héritiers du degré subséquent, et répondre des fautes par lui commises pendant son administration.

Ainsi, en qualité d'administrateur, en qualité d'héritier saisi, le successible peut s'acquitter, vis‑à‑vis du défunt, de certains actes de piété, présider à ses obsèques, payer les frais funéraires ; il peut prendre toutes les mesures nécessaires pour s'éclairer sur les forces de la succession et n'accepter qu'en connaissance de cause ; il doit encore conserver, aussi intact que possible, le patrimoine du défunt.

42. Le successible a le droit de prendre toutes les mesures conservatoires : par exemple, il peut interrompre les prescriptions qui couraient contre le *de cujus* ; — inscrire des hypothèques ou en demander le renouvellement ; — se faire colloquer aux ordres sur des débiteurs de la succession ; — faire pratiquer des saisies-arrêts entre les mains des débiteurs ; — prendre toutes les mesures nécessaires à la conservation de l'actif héréditaire.

Nous donnerions même au successible le droit de contracter des baux, tout autant que l'on pourrait les considérer comme actes d'administration (fonds ruraux, maison meublée, mais à courte échéance).

Le successible pourra même se faire autoriser par justice à faire des actes qui se rapprochent beaucoup des actes de disposition : vendre le mobilier.

Le droit d'administration ne peut jamais être pour l'héritier une source de bénéfice : aussi ne fait-il pas les fruits siens ; mais doit-il les rendre aux héritiers quand ces derniers viennent recueillir le bénéfice de sa renonciation ? S'il accepte, expressément ou tacitement, il ne sera plus administrateur provisoire, mais deviendra propriétaire définitif : son droit même rétroagira jusqu'au jour de l'ouverture de la succession, et les fruits par lui perçus deviendront sa propriété définitive.

L'acceptation bénéficiaire mettra même fin à la saisine : car l'acceptation sous bénéfice d'inventaire n'en donne pas moins la qualité d'héritier ; et si le successible est constitué administrateur comptable pour le compte des créanciers, il n'en est pas moins vrai qu'il conserve des droits qui lui sont propres, qu'il garde la qualité d'héritier et profite de la succession, les dettes payées.

43. L'héritier saisi est censé héritier vis-à-vis des créanciers de la succession : d'où la conséquence qu'ils peuvent immédiatement l'actionner en paiement de leurs créances (en général jusqu'à concurrence de sa part et portion). Le successible peut répondre à leur demande en opposant sa renonciation, qui le rend étranger à la succession. Mais s'il n'est pas encore fixé sur le parti qu'il doit prendre, il peut opposer aux créanciers poursuivants une exception dilatoire, et renvoyer l'examen de leurs prétentions après

l'expiration des délais pour faire inventaire et délibérer (art. 795 et seq. C. Nap., 174 Pr. Civ.). Passé ces délais, l'héritier poursuivi ne peut plus se mettre à couvert des créanciers héréditaires qu'en excipant sa renonciation, autrement il est condamné comme héritier.

Dans le premier cas, l'héritier doit faire compte aux créanciers de tous les frais de poursuite légitimement faits pour le paiement de leurs créances. Cependant (799 C. N.) il évitera le paiement de ces frais « en justifiant qu'il n'a pas eu connaissance » du décès, que les délais ont été insuffisants, soit à raison de la » situation des biens, soit à raison des contestations survenues. »

Les créanciers, porteurs de titres exécutoires contre le défunt, peuvent même en demander l'exécution contre l'héritier ; mais alors ils doivent avoir rempli les conditions exigées par l'art. 877 : « ils n'en demanderont l'exécution que huit jours après la signi- » fication à la personne ou au domicile de l'héritier. »

44. « Les héritiers légitimes sont saisis, nous dit l'art. 724 C. N., » sous l'obligation d'acquitter *toutes les charges de la succession.* » Devons-nous voir dans cette obligation pour les héritiers saisis de payer toutes les dettes de la succession, *ultra vires emolumenti,* un effet de la saisine ? Nos anciens auteurs, et Pothier lui-même, rattachaient en effet à la saisine l'obligation de payer les dettes *ultra vires emolumenti.* Nous ne pensons pas que cette idée soit exacte. Le titre d'héritier, quelle que soit la manière dont il est acquis, entraîne confusion de patrimoine entre les patrimoines de l'héritier et du défunt : d'où la conséquence que l'héritier devient débiteur personnel de tout ce que devait le défunt lui-même, et doit exécuter toutes ses obligations ; leurs personnalités, en effet, se sont confondues : ils ne font maintenant qu'une seule et même personne.

Le continuateur de la personne vient recueillir l'universalité du patrimoine du défunt, profiter de tous les avantages, n'est-il pas naturel de lui faire supporter toutes les charges, toutes les dettes ?

Nous séparerions donc complètement la saisine et l'obligation aux dettes au point de vue théorique ; mais au point de vue pratique, cette distinction n'a pas une grande portée. La saisine n'existe qu'au profit des personnes qui recueillent ou peuvent recueillir l'universalité des biens du patrimoine ; mais, à cause de cela, elles sont tenues des dettes *ultra vires* (cela est vrai surtout dans l'ancien droit). La saisine et l'obligation aux dettes *ultrà vires* se trouvent donc toujours placées l'une à côté de l'autre ; quoi d'étonnant qu'on n'ait vu dans l'une que la conséquence de l'autre ?

C'est ainsi que Pothier rattachait à la saisine l'obligation aux dettes ; ainsi l'art. 724 rattache cette même obligation à la saisine. Aussi peut-on dire, d'une manière générale, que toutes les fois qu'en droit français une personne est investie de la saisine, elle est soumise à l'obligation de payer les dettes *ultrà vires emolumenti*.

45. Le légataire universel saisi (1006 C. N. et c. m. b. 1008) peut actionner les débiteurs héréditaires, exercer en un mot tous les droits que l'héritier saisi lui-même pourrait exercer, il est *loco heredis*. Lorsque le légataire universel ne se trouve pas en présence d'héritiers à réserve, nous pensons qu'il est tenu du paiement des dettes *ultrà vires emolumenti*. Il a en effet la saisine, et, pour savoir quelles obligations entraîne la saisine, nous sommes forcés de nous rapporter à l'art. 724 et décider, par suite, que le légataire universel doit payer les dettes de la succession *ultrà vires emolumenti*.

Il a tous les droits de l'héritier, peut accepter le legs qui lui a été fait, ou y renoncer, s'il le préfère. Pourquoi ne pesait-il pas très exactement les forces et charges de l'hérédité, pourquoi n'acceptait-il pas sous bénéfice d'inventaire ? Si le legs lui cause un préjudice, il ne peut s'en prendre qu'à lui-même et pas à d'autres ; sa négligence seule, sa précipitation à accepter le legs universel ont causé pour lui ce dommage.

46. D'un autre côté, quand le légataire universel se trouve en présence d'héritiers à réserve (1004, C. N.), il ne jouit pas de la saisine : est-il tenu des dettes de la succession *ultrà vires emolumenti* ?

Sur ce point deux opinions sont en présence : dans l'une, on prétend que le légataire universel, même non saisi, est tenu du paiement des dettes *ultrà vires emolumenti* (Vazeille, Merlin, Demolombe, Nicias-Gaillard, et arrêt de Cassation, 13 août 1851, et Toulouse, sur renvoi, 9 juin 1852).

Dans l'autre opinion, on soutient que le légataire universel non saisi ne peut pas être tenu du paiement des dettes *ultrà vires emolumenti*, il ne continue pas la personne, ne succède qu'aux biens, et par suite ne peut prendre d'obligations que jusqu'à concurrence des biens recueillis.

Nous nous rattachons complètement à cette dernière opinion. Nous allons exposer brièvement les arguments fournis en faveur de la première opinion ; nous tâcherons de les réfuter et d'établir le principe de solution pour la négative.

Pendant longtemps, l'on avait cru trouver la solution de la question qui nous occupe dans l'art. 1002, C. N. ; on faisait remarquer comment, dans cet article, le législateur avait manifesté clairement son opinion de sacrifier l'institution d'héritier de droit romain au legs du droit coutumier; mais on a fait depuis longtemps l'observation que cette argumentation portait à faux : car ce n'est pas au legs du droit coutumier que le législateur du Code Napoléon s'en est référé, mais seulement aux legs tels qu'il les réglerait dans une des sections suivantes (V. Nicias-Gaillard : observ., *Journal du Palais*, t. I, 1852).

Aucune des deux opinions ne peut donc valablement argumenter de l'art. 1002, qui reste désormais étranger à la discussion.

L'opinion contraire tire son principal argument de l'art. 1009 du Code Napoléon ; on peut le ramener au syllogisme suivant :

L'art. 1009, C. N., établit de quelle manière le légataire universel est tenu, et il emploie les expressions : « *personnellement » pour sa part et portion et hypothécairement*, etc. »

Or, que veut-on dire, quand on oblige quelqu'un personnellement ? Il faut à cet égard se rapporter aux art. 2092-2093, et reconnaître que les mots *personnellement* peuvent être remplacés par leur équivalent, sur tous ses biens.

Donc, dit-on, il est impossible de ne pas reconnaître que le légataire universel, tenu sur tous ses biens, ne soit astreint au paiement des dettes *ultrà vires hereditatis*.

On ajoute encore, si le légataire universel saisi (1006, C. N.; voy. Nicias-Gaillard, *loc. cit.*) est tenu des dettes de la succession *ultrà vires*, pourquoi ne pas étendre cette obligation au légataire universel non saisi ? (1004, C. N.) Ces derniers sont tenus, il est vrai, de former une demande en délivrance contre les héritiers réservataires, mais cette demande en quoi change-t-elle la position du légataire ? Elle restreint sa portion dans la succession, mais le légataire est tenu proportionnellement à sa part et portion; quant à l'obligation aux dettes, la demande en délivrance ne l'atteint nullement : elle n'a été introduite, en effet, que dans l'intérêt des héritiers légitimes, pour sauvegarder leurs intérêts, empêcher le légataire d'obscurcir l'état des choses, et faciliter à l'héritier légitime la critique d'un titre qui vient faire complétement disparaître ses droits à la succession.

Et puis, quelle est la base de l'obligation aux dettes? La vocation à l'universalité de la succession. Le législateur a voulu que celui qui viendrait prendre toute la succession fût tenu de toutes les dettes, et qu'il ne fût tenu que proportionnellement à sa portion s'il ne recueillait qu'une partie.

47. Ces arguments ne nous ont pas convaincu : prétendre que cette doctrine trouve sa consécration formelle dans les termes mêmes de l'art. 1000, et faire sortir toute une nouvelle théorie du mot personnellement, est, il nous semble, bien hardi. Ce mot n'est placé dans l'art. 1000 que par opposition au mot hypothécairement aussi employé : on a voulu ainsi caractériser la double action que les créanciers pouvaient avoir. Pothier lui-même emploie ces même termes; et on ne voudrait pas, je suppose, prétendre que Pothier soutînt, pour le légataire, l'obligation aux dettes *ultra vires hereditatis*.

L'argument, du reste, que l'on tirait tout-à-l'heure de l'art. 1000, porte complétement à faux : car, que dit l'article? Que le légataire universel est tenu personnellement, c'est-à-dire sur tout son patrimoine, sur l'ensemble de ses biens présents et à venir. « Mais dire que le légataire est tenu d'une action personnelle, ce » n'est pas encore dire dans quelles limites il est tenu, et là est » toute la question. » (Colmet de Santerre, sur l'art. 1000).

Nous ne pensons pas que le législateur ait voulu abandonner toute l'ancienne théorie, la distinction entre les successeurs aux biens et les successeurs à la personne; il l'a au contraire maintenue, et nous en trouvons une preuve dans l'art. 871, C. N. : « Le légataire » à titre universel contribue jusqu'au prorata de son émolument.» Donc, s'il n'y a pas d'émolument, il ne contribuera pas du tout, et si l'émolument est insuffisant, il ne sera pas tenu au-delà de sa valeur.

Nous ajoutons que notre système ne présente aucun inconvénient ; car pour restreindre à l'émolument ses obligations, le légataire universel devra présenter un inventaire bon et valable.

Autrément , si la confusion s'était opérée entre les deux patrimoines du légataire et du *de cujus*, le légataire serait évidemment
tenu sur tous ses biens.

Il ne faut pas non plus se laisser arrêter par la position malheureuse que l'on fait à l'héritier réservataire : serait-il, en effet,
plus heureux, s'il se trouvait en présence de légataires particuliers, qui viendraient absorber tous les biens particuliers de la
succession ?

48. Notre théorie trouve encore sa consécration dans les articles 1220 et 875. Dans ces dispositions, on ne s'occupe jamais que
des héritiers légitimes, continuateurs de la personne, et non pas
des légataires universels. Il n'est donc pas vrai de dire que le
Code a abandonné complétement la distinction que faisait l'ancien
droit entre les successeurs aux biens et les continuateurs de la
personne.

Cette distinction a sa base dans la nature même des choses :
quelles personnes les créanciers connaissent-ils principalement ?
Les parents du défunt, ses héritiers légitimes ; les légataires universels, au contraire, n'ont en leur faveur qu'un titre qui peut être
secret ; ils peuvent ne pas être connus : pourquoi forcer les créanciers à diriger contre ces derniers leurs actions ? L'héritier, au
contraire, tant qu'il n'a pas renoncé, est présumé héritier, doit
répondre à leurs demandes, est leur contradicteur légitime.

Pas plus après la demande en délivrance qu'avant cette demande,
les créanciers ne seront obligés de poursuivre les légataires universels : car cette demande, comment la connaîtront-ils et comment comprendre cette action pour le tout, contre une personne,
pendant un certain temps, qui deviendra, à partir d'un autre
moment, divisible entre cette même personne et les légataires
universels?

Dans notre système, que nous croyons être celui de la loi, tout
s'explique naturellement et simplement.

« Les créanciers ne connaissent que les héritiers, ils peuvent
» diriger leurs poursuites contre eux seuls ; ceux-ci savent s'il
» existe des légataires et si ces légataires ont obtenu ou non la
» délivrance. Si la délivrance n'est pas faite, ils retiennent sur
» l'actif de la part délivrée la portion des dettes payées qui y est
» afférente ; ils peuvent même demander des garanties pour les
» dettes non encore payées ; si la délivrance a été faite, ils ont un

» recours contre les légataires » (V. M. Colmet de Santerre, *Continuation du Cours analytique de Demante sur l'article 1009*).

Voilà comment, naturellement et normalement, les choses doivent se passer. Mais cependant, pour éviter les recours des héritiers contre les légataires, on permet aux créanciers de poursuivre directement les légataires universels : ce n'est là qu'une faculté à laquelle ils peuvent toujours renoncer.

40. Nous avons reconnu que la saisine des héritiers légitimes ne conférait pas à ces derniers un droit de propriété sur les objets légués *in specie*, et sur les portions qui devaient revenir aux enfants naturels. Ces derniers ont, en effet, un droit de propriété sur les choses qui leur sont attribuées par la loi ou par l'héritier, et même, quand la demande en délivrance est faite dans l'année de l'ouverture de la succession, nous savons que les fruits doivent leur être restitués.

L'héritier n'a donc, à l'égard de ces objets, que les droits d'un administrateur légal, le droit de prendre toutes les mesures conservatoires et d'administration. Que faut-il décider des actes de disposition ? Cette question présente beaucoup d'analogie avec la question de savoir quelle est la valeur des actes de disposition de l'héritier apparent. Nous aurons bientôt à examiner en détail cette question : aussi allons-nous nous borner à donner la solution de la question avec les motifs de décision.

L'héritier saisi est, vis-à-vis des tiers, réputé propriétaire incommutable des biens de la succession : il est dans une position telle que les tiers qui contractent avec lui de bonne foi doivent être complètement à l'abri. Or, dans l'espèce, que se passe-t-il ? Des tiers ont contracté avec l'héritier saisi, ont acheté des objets légués *in specie ;* sont-ils de bonne foi ? Nous maintiendrons ces actes : peu nous importe la bonne ou mauvaise foi de l'héritier saisi, elle ne peut être prise en considération que dans les rapports de l'héritier et du légataire.

C'est donc en fait qu'on devra toujours décider la question de nullité ou de validité, et, à ce point de vue, on devra attacher une très grande importance à savoir si la vente, l'acte de disposition a été fait dans l'année de l'ouverture de la succession ou après ce délai.

Nous donnerions une solution analogue dans les cas où l'on aurait constitué sur des objets légués, ou sur les objets qui doivent former la part de l'enfant naturel, des hypothèques ou autres droits réels immobiliers.

SECTION IV.

COMMENT CESSE LA SAISINE : EFFETS JURIDIQUES DE CETTE CESSATION.

60. La saisine cesse pour l'héritier par sa renonciation : l'héritier renonçant est censé n'avoir jamais été héritier; il est complètement étranger à la succession, et est censé n'y avoir jamais été appelé. Ses cohéritiers recueillent la totalité de l'hérédité ; et s'il n'a pas de cohéritiers, les héritiers du degré subséquent arrivent en première ligne. Une conséquence remarquable de l'effet rétroactif de la renonciation est d'attribuer quelquefois la succession à une personne morte. Ainsi, Primus et Secundus étaient héritiers de Titius à des degrés différents ; Secundus meurt avant la renonciation de Primus ; cette renonciation intervenue, les héritiers de Secundus viendront recueillir la succession de Titius : Secundus, en effet, est mort saisi de cette succession, car Primus est censé n'avoir jamais été héritier.

Si, avant la renonciation, l'héritier avait administré la succession, il est considéré comme un gérant d'affaires de la chose d'autrui, et doit rendre compte de sa gestion, sans qu'elle ait pu lui occasionner aucun bénéfice.

61. La saisine cesse encore par la condamnation comme indigne d'un héritier : il est généralement reconnu que l'indignité ne résulte pas de plein droit du fait qui peut l'entraîner, mais qu'il faut une condamnation judiciaire (727-3°, C. N.). Le titre d'héritier disparaît complètement pour l'indigne, qui doit restituer « tous » les fruits et les revenus dont il a eu la jouissance depuis l'ou- » verture de la succession » (720 C. N.), et cette règle doit être entendue d'une manière absolue, s'appliquer à tous les cas, même à celui où l'indignité résulte d'un fait postérieur à l'ouverture de la succession : en vain l'héritier indigne argumenterait de sa bonne foi; le législateur n'a pas voulu qu'il pût retirer un profit quelconque de la succession. Mais l'indigne ne doit pas souffrir de cette

indignité : sa fortune personnelle ne peut en supporter aucune atteinte ; aussi admettrions-nous que les droits qui s'étoient éteints par confusion, renaissent entre l'indigne et le *de cujus* (*contrà* en droit romain), et que l'indigne ne doit pas les revenus des sommes d'argent lorsqu'il ne les a pas perçues : nous tombons sous le coup de la règle générale de l'article 1155 du Code Napoléon.

Quant aux actes qui ont pu être faits par l'indigne avant son exclusion, nous distinguerons entre les actes à titre gratuit et les actes à titre onéreux : ces derniers seuls nous paroissent devoir être maintenus. L'indigne étoit, en effet, aux yeux de tous, le possesseur légitime de l'hérédité, et on ne peut pas priver les tiers qui ont contracté avec lui de bonne foi des avantages que leurs conventions leur ont procurés. Nous assimilerions, à ce point de vue, la position de l'héritier indigne et de l'héritier qui, à défaut de l'absent, a recueilli une succession (157, C. N.). En faveur de cette solution, nous pouvons tirer un puissant argument d'analogie de l'article 958 du Code Napoléon. Le législateur prévoit le cas de révocation d'une donation pour cause d'ingratitude, et quand il veut préciser les effets de cette révocation vis-à-vis des tiers, il décide « qu'elle ne préjudiciera ni aux aliénations faites par le » donataire, ni aux hypothèques ou autres charges réelles qu'il a » pu imposer sur l'objet de la donation..... » Ne sommes-nous pas tout-à-fait dans une situation analogue ? pourquoi adopter une autre solution ?

82. Là ne se bornent pas les seuls cas où la saisine vient à cesser pour l'héritier appelé : nous pensons que toutes les fois que l'héritier appelé reste inactif, ne se prononce pas, après l'expiration des délais pour faire inventaire et délibérer, il y a contre lui présomption que la saisine a cessé ; la saisine est jacente, et les héritiers des degrés subséquents ou les cohéritiers peuvent la relever. Nous allons sur ce point entrer dans quelques développements :

L'héritier du premier degré est saisi des biens de la succession (et nous savons quels effets la saisine entraîne après elle) ; il peut, à son gré, accepter ou renoncer, consolider sur sa tête le titre d'héritier ou le dépouiller entièrement ; et pour lui faciliter l'examen des forces de la succession, la loi lui donne un délai de trois mois et quarante jours pour faire inventaire et délibérer. Pendant ce temps l'héritier peut opposer à toute personne qui le poursuivra une exception dilatoire, et ajourner l'examen de ses prétentions jusqu'à l'expiration des délais pour faire inventaire et délibérer.

Quels sont les droits, au contraire, des héritiers des seconds et subséquents degrés ? Sans doute, et nous l'avons reconnu, ils n'ont pas la saisine; ils ne sont pas de plein droit les représentants du défunt; ils ne peuvent pas poursuivre valablement les débiteurs de la succession, et ne sont pas obligés vis-à-vis des créanciers. Mais enfin ils sont héritiers, héritiers éventuels, c'est vrai, mais enfin ils n'en ont pas moins un droit sur la succession, droit conditionnel, soumis à la condition résolutoire de l'acceptation des héritiers du premier degré : aussi leur reconnaît-on en général le droit d'accepter ou de renoncer à la succession, même avant que les héritiers du premier degré aient pris un parti définitif.

Cette solution, que quelques auteurs avaient contestée, est très rationnelle : elle est la consécration du droit éventuel que les héritiers des degrés subséquents ont à la succession; leur refuser le droit d'acceptation ou de renonciation, c'était annihiler leurs droits d'une manière complète : car, d'un côté, la faculté d'accepter ou de répudier une succession se prescrit par trente ans pour tous les héritiers, d'une manière absolue. Et, d'un autre côté, les héritiers des degrés subséquents n'ont pas d'action contre les héritiers du premier degré pour les mettre en demeure d'avoir à se prononcer, à prendre un parti définitif.

85. Dans cette hypothèse, si l'héritier du premier degré vient à accepter ou à répudier la succession dans les trente ans, il ne pourra pas y avoir de difficultés : car s'il a accepté, les héritiers des degrés subséquents verront résoudre leurs droits éventuels. Si, au contraire, l'héritier du premier degré a renoncé, la renonciation (785, C. N.) rétroagira au jour de l'ouverture de la succession, et les héritiers des degrés subséquents étant censés avoir toujours été héritiers, auront valablement accepté ou répudié la succession ouverte.

Mais l'héritier du premier degré n'a ni accepté ni répudié la succession; il a laissé écouler les délais pour faire inventaire et délibérer sans se prononcer; il est inactif; que faut-il décider ?

Dans ce cas, nous pensons que la saisine dont il était investi ne lui appartient plus, à moins qu'il ne manifeste clairement l'intention d'en profiter. Elle est jacente : et alors nous pensons que les créanciers de la succession peuvent parfaitement provoquer la vacance de la succession et la nomination d'un curateur, leur contradicteur légitime. C'est en ce sens que nous serions portés à interpréter l'article 811. Notre solution n'est pas contraire au texte même de l'article ; car ne peut-on pas dire que la succession n'a pas d'héritier connu, lorsque l'héritier reste dans l'inaction ? De plus, il nous paraît que notre explication présenterait des avanta· ges immenses dans la pratique.

Quels seront, dans cette hypothèse, le droit et la position des héri· tiers des degrés subséquents ?

Ils se trouvent en présence d'un héritier qui a laissé passer, sans se prononcer, les délais pour faire inventaire et délibérer, et qui reste inactif. La saisine est, avons-nous dit, censée perdue pour lui, elle est jacente : les héritiers des degrés subséquents ont le droit de la relever à leur profit ; en conséquence, nous leur recon· naissons le droit de se mettre en possession immédiate des biens de la succession, de revendiquer entre les mains des tiers les immeubles qui en font partie.

Ce droit ne peut pas sérieusement leur être contesté : en effet, ils n'ont aucun moyen de mettre en demeure l'héritier du premier degré, ils ne peuvent le forcer à accepter ni à répudier ; or, faudra-t-il attendre l'expiration des trente années, fixant irrévocablement la position de l'héritier du premier degré ? faudra-t-il attendre sa renonciation, pour donner aux héritiers des degrés subséquents l'exercice effectif de leur droit héréditaire ? Nul ne voudrait aller jusque là ; nous leur avons reconnu le droit d'accepter ou de répudier dès l'ouverture de la succession ; or, qu'est-ce que se mettre en possession des biens héréditaires ? qu'est ce que revendi· quer les immeubles de la succession entre les mains des tiers, si ce n'est accepter tacitement la succession qui est offerte ?

54. Les héritiers des seconds et subséquents degrés ont donc le droit de se mettre en possession effective des biens de l'hérédité pendant l'inaction des héritiers du premier degré : quel sera l'effet de cet état de choses ? quelle sera la conséquence de son maintien pendant un certain temps ?

Ici nous touchons aux questions les plus vivement controversées du droit français, et il nous semble que notre théorie donne l'ex· plication la plus plausible : aussi l'avons-nous acceptée sans hési· tation.

55. Nous pensons que, pendant l'inaction des héritiers du

premier degré, les autres héritiers peuvent exercer pour leur compte personnel les droits que ces derniers négligent eux-mêmes d'exercer.

Et dans cet ordre d'idées on peut supposer trois hypothèses :

1° Une succession était ouverte au profit de plusieurs héritiers : quelques-uns sont restés inactifs, nous pensons que les autres peuvent exercer pour le tout les actions qui résultent de leur titre éventuel d'héritier, leur saisine s'étend à toute la succession : donc ils peuvent revendiquer tous les immeubles qui en dépendent, sans qu'on puisse les repousser par l'exception *plurium cohæredum*.

Cette hypothèse s'est présentée devant la Cour de Cassation, le 14 juillet 1840.

2° Les héritiers du premier degré restent tous dans l'inaction ; nous reconnaissons le droit aux héritiers subséquents d'exercer les prérogatives de leur titre d'héritier : administrer la succession, poursuivre les débiteurs, revendiquer les immeubles entre les mains des tiers. (Voir Cassation, requête, 29 janvier 1862, et Cour impériale de Paris, 12 décembre 1851).

3° Lorsqu'un héritier irrégulier s'est fait envoyer en possession, nous pensons qu'il peut profiter de l'inaction des héritiers légitimes pour se mettre de fait en possession de l'hérédité et exercer tous les droits et actions que comporte son titre de successeur. (V. Cassation, 15 juin 1858, et Rouen sur renvoi, 23 avril 1856).

Telles sont les trois hypothèses où les questions que nous avons à examiner peuvent se poser ; nous supposerons toujours dans notre espèce que l'héritier du premier degré est dans l'inaction, et que l'héritier du second degré s'est emparé de la succession. Nous ajoutons du reste que la solution serait la même pour les deux autres cas, pour les cohéritiers et les héritiers irréguliers.

46. L'héritier du second degré a le droit de se mettre en possession de fait de l'hérédité ; voici les motifs de notre solution que nous ne faisons qu'énumérer : 1° il a une vocation éventuelle à cette succession, vocation soumise à la condition résolutoire d'acceptation de la part des héritiers du premier degré ; — 2° la prescription du droit d'accepter ou de renoncer se prescrit pour tous les héritiers indistinctement par trente ans à compter du jour de l'ouverture de la succession (789 C. N., 2262) ; — 3° l'héritier du second degré ne peut pas mettre les héritiers du premier degré en demeure de prendre parti. Or, en présence d'une telle situation,

peut-on valablement refuser aux héritiers du degré subséquent le droit de se mettre en possession des biens héréditaires ? N'y a-t-il pas dans notre solution un moyen de faire disparaître ce qu'aurait de choquant le système contraire, de faire disparaître « une » situation fâcheuse et regrettable ? » (Demolombe, *Successions*, t. I, n° 152).

Quels sont les effets de cette prise de possession ?

Nous devons, pour examiner complètement cette question, nous placer à un double point de vue, considérer les héritiers en possession dans leurs rapports avec les héritiers du premier degré et dans leurs rapports avec les tiers.

§ 1.

Effets de la prise de possession vis-à-vis des héritiers.

57. L'héritier du second degré qui se sera mis en possession des biens de l'hérédité ne sera pas par cela seul définitivement héritier ; tant que l'héritier du premier degré n'aura pas renoncé à la succession, tant qu'il n'aura pas perdu la qualité d'héritier, le droit de l'héritier du second degré sera en suspens et pourra toujours être détruit : l'héritier du premier degré pourra en effet exercer contre lui l'action en pétition d'hérédité.

Par là, l'héritier inactif rentrera en possession de l'hérédité et sera mis aux lieu et place de l'héritier qui s'était mis en possession. L'héritier se fera rendre les biens dans l'état où ils se trouvent, devra respecter les actes faits par l'héritier apparent, et ce dernier conservera les fruits qui auront été par lui perçus : telle sera la situation lorsque l'héritier apparent pourra invoquer sa bonne foi.

Dans le cas contraire, l'héritier apparent répondra de son fait, devra rendre les fruits par lui perçus, les biens qu'il détient, et la valeur actuelle de ceux qu'il a pu aliéner.

Par cela seul que l'héritier qui s'est mis en possession connaissait l'existence d'héritiers plus proches, nous ne pensons pas qu'on doive décider qu'il est de mauvaise foi : car il a évidemment

un droit, et espérant que les héritiers du premier degré renonce-
raient, il a exercé ce droit avant qu'il ne fût effectivement ouvert
à son profit.

L'héritier qui revendique la succession doit tenir compte, au
possesseur de bonne foi, des sommes qu'il a pu payer pour la
succession, et respecter les paiements qui auront été faits à ce dernier (1240 C. N.).

Quant aux actes d'administration, l'héritier apparent avait toujours, par cela même qu'il possédait, le droit de les faire, et l'héritier qui revendique est engagé par les actes d'administration de
l'héritier apparent.

Pour les actes d'aliénation à titre onéreux, l'héritier reven-
diquant devra toujours les respecter, si les tiers qui ont contracté
étaient de bonne foi ; la mauvaise foi ou la bonne foi de l'héritier
apparent n'influe en rien dans les rapports de l'héritier véritable
et des acquéreurs ; elle n'a d'importance que dans les rapports de
l'héritier véritable à l'héritier apparent ; ce dernier était-il de
bonne foi, il ne rendra au véritable héritier que la valeur que la
vente même lui a procurée ; au contraire était-il de mauvaise foi,
il devra non seulement le prix de la chose, mais encore la valeur
de la chose au moment de la demande en pétition d'hérédité.

Les ventes ne peuvent être annulées que lorsque l'acquéreur
était de mauvaise foi. (Nous reviendrons bientôt sur cette théorie).

58. L'héritier véritable a trente années pour intenter contre
l'héritier qui s'est mis en possession l'action en pétition d'hérédité.
Mais, pour pouvoir invoquer contre lui cette prescription trentenaire, l'héritier du degré subséquent doit-il être en possession
depuis trente années, ou suffit-il qu'il soit en possession, et que
trente années se soient écoulées depuis l'ouverture de la succession ?

Cette question très-importante s'est présentée plusieurs fois
devant les tribunaux, et la Cour de Cassation, appelée à se prononcer, n'a pas hésité à déclarer que l'expiration des trente
années écoulées depuis l'ouverture de la succession, jointe à la
circonstance qu'un héritier du second degré est en possession,
suffisait pour que l'héritier du premier degré eût perdu sa qualité
d'héritier, et, par suite, tous ses droits à la succession. (V. arrêts :
Cassation, Ch. civ., 15 juin 1855 ; et sur renvoi, Rouen, 23 avril

1856 ; et Cassation, req., 29 janvier 1862. — Cour impériale de Paris, 25 novembre 1862).

La jurisprudence admet donc, et cela presqu'uniformément, que l'héritier du second degré qui s'est emparé des biens d'une succession et les possède, peut repousser la pétition d'hérédité intentée contre lui par l'héritier du premier degré, si trente années se sont écoulées depuis l'ouverture de la succession.

La solution à donner à cette question se rattache à l'interprétation de l'art. 789 du Code Napoléon.

Voici, résumé en quelques mots, le système de la Cour de Cassation : il s'agit d'une prescription acquisitive de l'hérédité au profit de l'héritier qui est en possession ; mais cet héritier a accepté (29 janvier 1862), s'est fait envoyer en possession (15 juin 1855) ; or, l'acceptation rétroagissant au jour de l'ouverture de la succession (777 C. N.), il est censé posséder depuis trente années, il a prescrit contre l'héritier du premier degré, et ce dernier a perdu ses droits.

Ce système de la Cour de Cassation n'a pas été accepté sans trouver des contradicteurs ; M. Massé, dans des observations qui suivent l'arrêt du 15 juin 1855, a fait remarquer que l'article 777 ne pouvait s'appliquer qu'aux héritiers du premier degré seulement, et non pas aux héritiers irréguliers, soumis à la demande d'envoi en possession.

« De quoi s'agit-il en définitive ? D'une prescription ; or, pour » prescrire, il faut avoir possédé pendant le temps nécessaire. » (Observ., M. Massé). Il faudra donc, d'après cet auteur, que trente ans se soient écoulés depuis l'ouverture de la succession, et que l'héritier qui possède ait possédé trente années.

M. Demolombe, lui aussi, a adopté l'opinion contraire à celle de la Cour de Cassation (v. *Traité des successions*, sur l'art. 789); l'argument tiré de l'art. 777 a encore été critiqué, et l'auteur en restreint la portée aux héritiers du premier degré.

59. Malgré ces autorités, nous adoptons l'opinion diamétralement opposée : sans doute, nous reconnaissons, avec MM. Massé et Demolombe, que l'on ne peut pas invoquer la rétroactivité édictée par l'art. 777 et arriver par ce moyen à faire durer trente années une possession qui peut n'avoir quelquefois duré qu'un temps très court. Nous adoptons la théorie de la jurisprudence, mais par d'autres motifs.

De quoi s'agit-il ? D'une prescription à invoquer contre un héritier qui pendant trente années est resté dans l'inaction ; la prescription a toujours pour but de prendre l'état de fait tel qu'il qu'il se présente et de le consacrer en droit. « Successible saisi, » vous aviez le droit de vous emparer des biens de la succession ; » vous êtes resté trente ans en dehors de l'hérédité, étranger aux » avantages qu'elle vous offrait : voilà le fait. Trente ans expirent, » vous avez perdu la faculté que vous n'avez pas exercée. » (Observ., Labbé, 20 janvier 1862).

Notre solution est conforme à la volonté présumée des parties, à moins cependant que l'on ne veuille admettre que l'acceptation résulte forcément de ce fait que l'on reste inactif.

L'article 784, « la renonciation ne se présume pas, » que l'on a quelquefois invoqué contre notre opinion, ne peut pas nous arrêter longtemps : il ne fait que consacrer une différence entre l'acceptation et la renonciation, tandis que la première peut résulter pour le successible de sa volonté formelle ou tacite, d'une multitude de faits qui impliquent la volonté d'accepter ; la renonciation, au contraire, ne résultera que de la volonté clairement exprimée de l'héritier : « car, la conséquence est si grande » de priver les légitimes héritiers d'une succession qui leur est » due, que, sans une déclaration précise, ils ne sont jamais présu- » més avoir abandonné de si justes droits. » (Auroux de Pommiers, sur 326, coutume de Bourbonnais. Observ., Labbé). Nous pouvons faire remarquer encore que ce n'est pas d'une renonciation qu'il s'agit dans la question : nous ne soutenons pas que, par l'expiration des trente années, l'héritier soit réputé renonçant, mais au contraire qu'il est déchu de la faculté d'accepter et de répudier, qu'il a perdu en un mot la qualité d'héritier.

L'héritier appelé qui reste dans l'inaction se trouve dans la position de toute personne qui a un droit à exercer, d'un créancier, par exemple. Or, de même que le créancier qui laisse passer trente années sans réclamer sa créance, perd sa qualité de créancier et ne peut plus poursuivre les débiteurs, de même l'héritier appelé, qui avait trente années pour se prononcer, aura définitivement perdu la qualité d'héritier, si un héritier du degré subséquent s'est emparé lui-même de la succession.

Dans l'espèce, l'héritier subséquent n'a pas à posséder trente ans pour prescrire, car que lui ferait acquérir la prescription ? Il est éventuellement appelé à la succession, et si les héritiers du premier degré viennent à renoncer, il sera seul héritier. La prescription ne fait donc acquérir à l'héritier du second degré aucun droit nouveau, elle ne fait qu'éteindre dans l'héritier du premier degré les droits qu'il néglige d'exercer.

On ne peut pas, pour empêcher ce résultat, argumenter de la saisine, qui existe en faveur de l'héritier du premier degré, et le rend possesseur de plein droit de la succession ; car, nous l'avons vu, la saisine investit bien l'héritier des droits et actions du défunt, mais à condition qu'il manifeste son intention, car autrement la saisine est jacente et peut être relevée par les héritiers des degrés subséquents.

Pour bien faire comprendre la position de l'héritier subséquent, nous dirons que la possession ne lui fait acquérir aucun droit nouveau, mais qu'elle fait naître accidentellement un droit à son profit. La possession agit ici comme dans le cas de l'art. 539 du Code Napoléon.

Cette solution nous paraît conforme à tous les principes et sauvegarder tous les intérêts : ainsi, pourquoi l'héritier du premier degré est-il resté trente ans dans l'inaction, s'il voulait accepter l'hérédité ?

Pourquoi les créanciers se plaindraient-ils ? Ils ont un héritier, leur contradicteur légitime ; et ils ont, en ne poursuivant pas, laissé dans l'inaction pendant trente années l'héritier du premier degré.

Mais, comme il s'agit de demander par prescription l'extinction d'une qualité, cette prescription ne peut être invoquée que par ceux qui eux-mêmes peuvent invoquer cette même qualité.

Aussi déciderions-nous que les tiers possesseurs des biens héréditaires et non héritiers, devraient avoir possédé trente ans pour repousser l'action de l'héritier même inactif depuis plus de trente ans ; mais remarquons la différence qui existe dans les deux cas : dans le premier, on repousse la pétition d'hérédité, non pas en invoquant une prescription en sa faveur, mais bien plutôt en soutenant que le poursuivant n'a plus qualité pour poursuivre, qu'il a perdu la faculté d'accepter ; dans le second cas, au contraire, on ne peut pas nier à l'héritier la qualité d'héritier, on ne peut repousser sa prétention qu'en invoquant la prescription acquise contre lui et acquise par trente années de possession continue.

60. L'héritier qui s'est mis en possession des biens de la succession pendant l'inaction des héritiers du premier degré, est soumis à l'action en pétition d'hérédité : il doit rendre compte de sa gestion à l'héritier véritable, et suivant qu'il est de bonne ou de mauvaise foi, ses obligations sont plus ou moins lourdes:

Sa position n'est définitivement fixée vis-à-vis de l'héritier du premier degré, que lorsque ce dernier, par trente années d'inaction, depuis l'ouverture de la succession, a perdu la qualité d'héritier.

§ 2.

Rapports de l'héritier apparent avec les tiers.

61. Envisageons maintenant l'héritier apparent dans ses rapports avec les tiers. Cet héritier apparent se trouve de fait en possession de l'hérédité ; cette possession de fait prend sa base dans le droit éventuel qu'il a sur la succession, dans le droit de se mettre en possession des biens héréditaires, en cas d'inaction de l'héritier saisi. Or, pour les tiers, en présence d'un héritier saisi de fait de la succession, quel moyen de contrôler la valeur de son titre? Il n'y en a point; et la seule possession paisible et publique de ce dernier, jointe à la négligence, à l'inaction des héritiers saisis, doit faire supposer aux tiers qu'il est le véritable héritier.

Quels seront les effets de cette possession de fait, relativement aux actes passés par l'héritier apparent ?

A cet égard, nous pensons qu'il faut distinguer entre les actes d'administration d'un côté et les actes de disposition de l'autre.

Pour les actes d'administration, nous en demanderons toujours le maintien : l'héritier apparent, en possession de l'hérédité, puise dans sa vocation éventuelle le droit d'administrer cette succession ; il l'administre provisoirement pour son compte s'il devient héritier véritable; il l'administre pour le compte de l'héritier du premier degré si ce dernier vient à exercer contre lui l'action en pétition d'hérédité : mais, dans ce cas, comment envisagerons-nous les héritiers apparents, comme les gérants d'affaires de l'héritier véritable, et, par suite, nous maintiendrons la validité de tous les actes d'administration.

Pour les actes de disposition, nous pensons qu'il faut distinguer entre les actes à titre gratuit et les actes à titre onéreux.

Les premiers, nous en prononcerions toujours la nullité : pourquoi les maintenir? et sur quelle base appuyer leur validité? Le droit du donateur est résolu et est censé n'avoir jamais existé *resoluto jure dantis resolvitur jus accipientis;* et puis quelles personnes avons-nous en présence? L'une réclame son patrimoine, ce qui doit honnêtement lui appartenir; l'autre, au contraire, veut éviter une perte; sans hésiter, on doit donner la préférence au propriétaire, dans l'espèce au véritable héritier.

62. Pour les actes à titre onéreux, que faut-il décider?

Cette question a donné lieu à bien des controverses; aujourd'hui cependant la plupart des auteurs se rattachent à la jurisprudence de la Cour de Cassation et maintiennent les ventes faites par l'héritier apparent.

Sur cette question, on peut compter dans la doctrine quatre systèmes :

Le premier pose en principe et d'une manière absolue la nullité des ventes faites par l'héritier apparent; il argumente des articles 157, 724, 1599, 2182 C. N. On peut réduire au syllogisme suivant la doctrine de ces auteurs :

L'héritier saisi, en évinçant l'héritier apparent, fait disparaître rétroactivement le droit de ce dernier, et est censé avoir toujours été héritier (724 C. N.).

La vente de la chose d'autrui est nulle, car nul ne peut céder plus de droits qu'il n'en a lui-même (1599, 2182 C. N.).

Donc, les ventes consenties par l'héritier apparent doivent toujours être annulées.

Le second système, suivant une distinction admise en droit romain, Fr. 25, § 17 *de hered. pet.* (5-4), maintient la validité des ventes lorsque l'acquéreur et l'héritier apparent sont tous les deux de bonne foi et que la nullité de la vente ferait supporter à l'héritier apparent une condamnation plus forte que s'il eût été directement actionné par la pétition de l'hérédité.

Le troisième système, sans tenir compte de cette distinction, maintient la vente faite par l'héritier apparent, sous la seule condition de bonne foi de l'héritier apparent et de l'acquéreur.

Enfin, dans une quatrième opinion, on n'exige, pour le maintien des aliénations à titre onéreux, que la bonne foi de la part de l'acquéreur.

Avant d'établir ce système par des arguments, tâchons de répondre aux objections que les autres systèmes lui opposent.

La première opinion, la plus radicale, semble, au premier abord, puiser dans les textes du Code, dans la raison elle-même, une force invincible, et beaucoup de personnes ont été séduites par les raisons qu'elle met en avant. Cependant elle nous semble reposer sur une pétition de principe. Que dit-elle, en effet : l'héritier apparent n'a aucun droit; donc il a vendu la chose d'autrui. En fait, il est certain qu'après l'exercice de la pétition d'hérédité, l'héritier apparent n'a aucun droit et qu'il est présumé n'en avoir eu aucun; mais il s'agit de savoir s'il n'a pas trouvé dans sa position de possesseur de fait de l'hérédité un droit qui ait pu lui permettre d'aliéner les immeubles héréditaires.

L'argument que l'on tire de l'art. 1599 ne peut pas avoir ainsi une grande portée : il n'y aurait plus, en effet, véritable vente de la chose d'autrui.

Au second système, nous répondons que la distinction de la loi 25, § 17, avait été formellement rejetée par notre ancienne jurisprudence, et qu'on ne peut pas soutenir que le Code ait voulu la faire revivre.

Pourquoi exiger dans le troisième système la bonne foi de l'héritier apparent? De quoi s'agit-il : d'annuler ou de maintenir une vente consentie à des tiers ; c'est des tiers qu'il s'agit, et pourquoi accorder une influence à la bonne ou mauvaise foi de l'héritier? Sans doute, dans les rapports de l'héritier véritable et de l'héritier apparent, il faudra tenir compte de la bonne ou mauvaise foi de ces derniers, mais vis-à-vis des tiers elle ne peut être d'aucune influence.

Nous maintenons les ventes consenties par l'héritier apparent à des tiers de bonne foi, parce que ces tiers ont cédé à une erreur, invincible de leur part, erreur qui ne prend sa source que dans la négligence de l'héritier véritable.

63. L'héritier apparent en fait se trouvait en possession de l'hérédité; or, la loi, dans certains cas, attache certains effets à cette situation : nous ne citerons que les art. 790 et 1240. Dans

notre espèce, la situation est la même, il y a lieu de donner une solution analogue.

A quoi les tiers peuvent-ils reconnaître l'héritier? A la seule circonstance de la possession de fait de l'hérédité. Or, dans notre espèce, l'héritier ne possédait-il pas publiquement, paisiblement, et l'héritier véritable, lui, n'était-il pas dans l'inaction?

On peut, dans cet ordre d'idées, tirer un argument *à fortiori* très puissant de l'art. 152 du Code Napoléon. Dans ce texte, on suppose qu'une personne a été envoyée en possession des biens de l'absent. Ce dernier n'a pas perdu par là tous ses droits ; quand il reparaîtra, il pourra reprendre ses biens ; mais dans quel état les reprendra-t-il? Dans l'état où ils se trouveront ; il devra respecter les aliénations faites par l'envoyé en possession. Et cependant, dans l'espèce, les tiers connaissaient l'absence, savaient que leur vendeur n'avait que des droits résolubles, et le législateur n'hésite pas cependant à maintenir les aliénations.

Combien notre espèce est plus favorable : les tiers sont en présence d'un héritier dont il leur est impossible de contrôler le titre qu'ils peuvent croire vrai propriétaire de l'hérédité : ne devons-nous pas maintenir en leur faveur les aliénations qu'aura consenties l'héritier apparent?

Toutes les fois donc que les tiers auront acquis les biens de bonne foi, qu'il leur aura été impossible de contrôler le titre de l'héritier en possession, les ventes devront être maintenues. Avons-nous besoin de répéter que la bonne ou la mauvaise foi de l'héritier apparent n'est ici d'aucune importance? car la question s'agite entre l'héritier véritable et l'acquéreur. La bonne foi ou la mauvaise foi de l'héritier apparent ne jouera un rôle considérable que pour apprécier les rapports de l'héritier apparent et du véritable héritier.

64. Nous ne bornons pas l'application de cette théorie aux seuls héritiers légitimes en possession pendant l'inaction des héritiers du premier degré ou de leurs cohéritiers ; nous l'étendons encore au cas où un légataire universel possède l'hérédité en vertu d'un testament nul ou même faux : il est en effet impossible aux tiers de connaître le titre des légataires universels, d'en apprécier sainement la validité. Cependant nous reconnaissons que le plus souvent ces questions devront se décider en fait ; mais toutes les

fois que les tiers pourront invoquer une erreur invincible, basée sur la possession d'un héritier légitime ou testamentaire, et jointe à l'inaction des véritables héritiers, nous maintiendrons les aliénations.

Voir arrêt de la Cour de Paris, 16 mars 1866, et observations sur cet arrêt, *Journal du Palais*, 1866, 11° livraison.

Voir arrêt de la Cour de Besançon, 18 juin 1864 (*Journal du Palais*, 65, 474). Cette décision confirme complétement notre théorie ; nous croyons devoir citer quelques lignes de ses considérants :

« ..... Attendu que l'héritier apparent n'est ni un simple pos-
» sesseur de bonne foi ne pouvant que faire les fruits siens et
» prescrire la propriété, ni un usurpateur disposant de la chose
» d'autrui, mais un successible puisant sa vocation dans la loi
» elle-même ; qu'en cas d'absence, d'ignorance ou d'abstention
» d'un héritier préférable, il a titre et qualité pour appréhender
» la succession et empêcher qu'elle ne soit vacante et sans maître ;
» que dans cette situation il personnifie et couvre l'hoirie aux
» yeux de tous ; que les tiers sont fondés à le regarder comme
» seul et unique maître, à traiter, compromettre, transiger régu-
» lièrement avec lui et à se libérer entre ses mains ; que, seul
« représentant public et légal de la succession, il continue la
» personne du défunt dans toutes les actions portées en justice ;
» qu'il répond à toutes les poursuites, même aux saisies réelles,
» en sorte que la chose jugée et exécutée sans collusion avec lui,
» l'est avec l'héritier réel ;

» Que ces principes ne sont pas moins applicables à l'hérédité
» transmise par la volonté de l'homme que par la vocation légale,
» qu'ils le sont au légataire, à l'institué, contractuellement appelés à
» l'universalité des biens, comme au successible *ab intestat*, etc. »

POSITIONS.

DROIT ROMAIN.

I. Quand l'*Adpromissor* s'est engagé *in duriorem causam*, son obligation n'est pas nulle, pour le tout, mais doit être réduite dans la mesure de l'obligation principale.

II. Avant la constitution des empereurs Dioclétien et Maximin, le possesseur de bonne foi attaqué en revendication par le véritable propriétaire, n'est pas tenu de restituer les fruits perçus même non consommés.

III. L'hypothèque est un droit réel accessoire.

IV. La croyance à une juste cause n'équivaut pas à la juste cause.

V. Le pacte joint *ex continenti* à une stipulation peut augmenter l'obligation.

ANCIEN DROIT FRANÇAIS.

I. Les communautés de serfs ont une origine germanique.

II. La réintégrande n'est pas une action possessoire.

III. La communauté entre époux est une conséquence de la mainbournie.

DROIT FRANÇAIS.

I. L'article 883 du Code Napoléon n'est pas applicable aux tiers en rapport de communauté ou de société avec les co-partageants.

II. Dans le cas de l'article 1434, le mari agit comme gérant d'affaires de sa femme, et non pas comme mari.

III. L'adoption des enfants naturels est impossible.

IV. L'adjudication, à suite de purge d'immeuble hypothéqué, laisse subsister le contrat d'aliénation volontaire avec toutes ses conséquences. (L'acquéreur ne doit pas rendre les fruits à l'adjudicataire, il ne doit que l'intérêt de son prix ; — les droits réels constitués par l'acquéreur volontaire sont maintenus en tant qu'ils ne portent pas atteinte aux droits des créanciers hypothécaires inscrits ; — etc.)

V. La femme exerce ses reprises à titre de créancière.

VI. Les articles 826 et 832 ne sont pas applicables dans les partages d'ascendant.

PROCÉDURE CIVILE.

I. En cas de délégation d'un tribunal pour faire l'enchère, la déclaration de surenchère doit être faite au greffe du tribunal délégué, et non pas au greffe du tribunal déléguant.

II. Lorsque la Cour a délégué pour une enquête un membre d'un tribunal, les avoués près la Cour doivent seuls représenter les parties auprès du juge chargé de l'enquête.

III. Pendant les délais de la surenchère, l'adjudicataire cède valablement à un tiers ses droits, même moyennant un prix supérieur d'un sixième au prix d'adjudication.

IV. La surenchère ne peut pas avoir lieu à suite de folle enchère.

DROIT COMMERCIAL.

I. En cas de faillite du tiré, la provision appartient au porteur.

II. On ne peut être poursuivi pour banqueroute frauduleuse que tout autant que la faillite a été prononcée par un tribunal de commerce.

III. Dans le cas de concordat, le successible failli ne doit le rapport à ses cohéritiers, que dans la mesure même fixée par les créanciers.

DROIT CRIMINEL.

I. L'avocat peut lire, aux jurés le texte de la loi pénale, et baser, sur la gravité de la peine, la demande de circonstances atténuantes.

II. L'accusé, condamné à de simples peines correctionnelles pour un crime excusable, prescrit sa peine suivant l'article 636 du Code d'Instruction criminelle.

III. La Cour est toujours liée par la déclaration de circonstances atténuantes, même pour les délits correctionnels.

IV. L'individu acquitté par le jury ne peut pas être poursuivi à raison du même fait, devant la police correctionnelle.

DROIT ADMINISTRATIF.

I. Un conseil municipal n'a pas le droit d'autoriser le secrétaire de la mairie à assister aux séances du conseil.

II. Un préfet ne peut pas prendre un arrêté, conformément à l'article 15 de la loi du 21 mai 1836, si on élève des prétentions à la propriété même du chemin.

III. Le ministère public ne peut pas interjeter appel d'un jugement, qui refuse de prononcer l'expropriation pour cause d'utilité publique.

Vu par le Président de la thèse,

GINOULHIAC.

Vu par le Doyen de la Faculté,

CHAUVEAU ADOLPHE.

Vu et permis d'imprimer :

Le Recteur,

ROUSTAN.

« Les visas exigés par les règlements sont une ▮▮ garantie des
» principes et des opinions relatifs à la religion, à l'ordre public
» et aux bonnes mœurs (statuts du 9 avril 1825, art. 14), mais
» non des opinions purement juridiques dont la responsabilité est
» laissée aux candidats.
» Le candidat répondra en outre aux questions qui lui seront
» faites sur les autres matières de l'enseignement. »

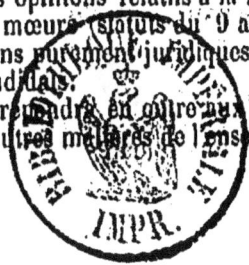

TABLE DES MATIÈRES.

Droit romain.

Ancien Droit Français.

Code Napoléon.

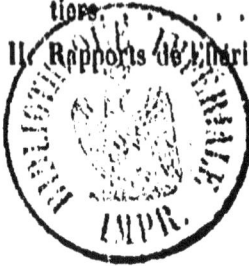

Imp. de Bonnal et Gibrac. — Toulouse.

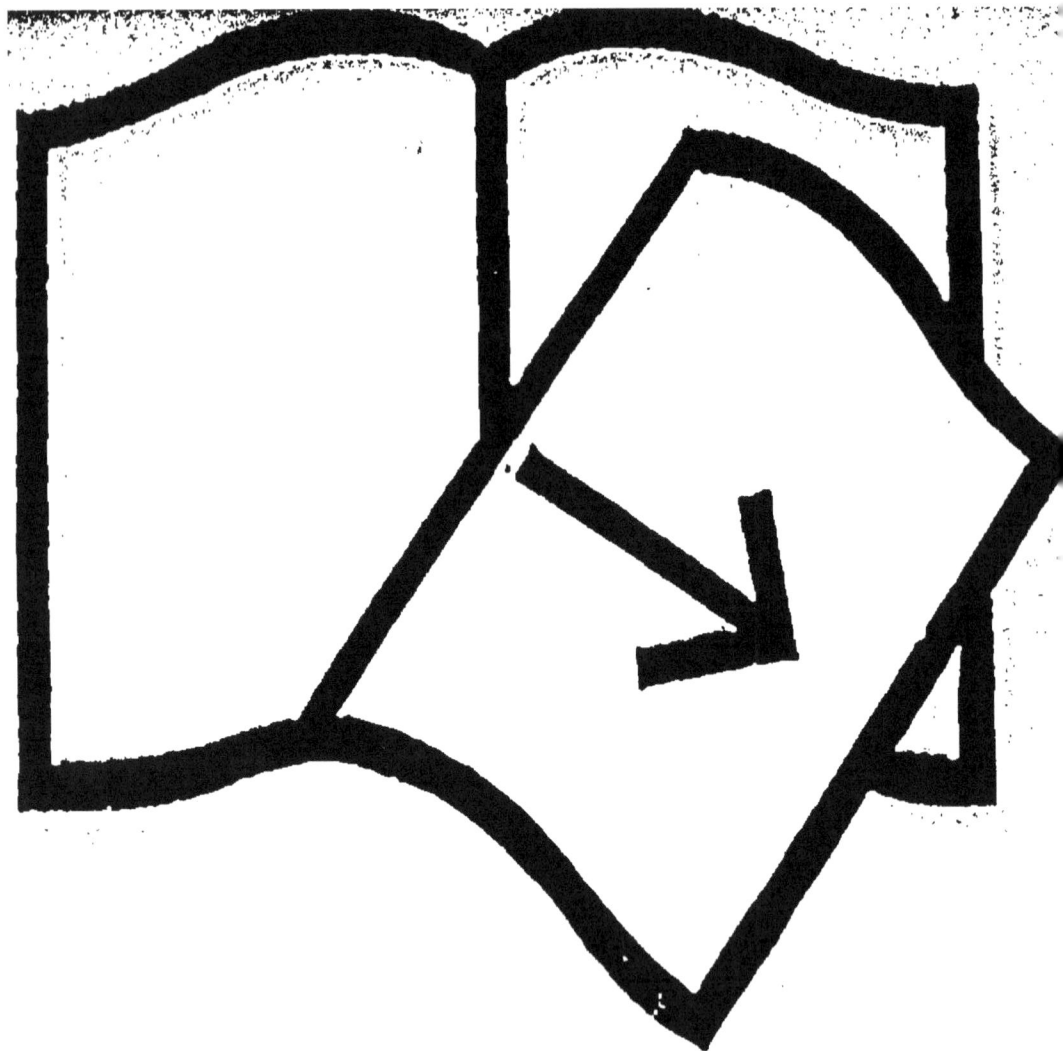

Documents manquants (pages, cahiers...)
NF Z 43-120-13